你问我答

——探索盆底疾病

主编 李志鹏 李 霞 赵建更

U0304791

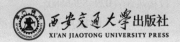
西安交通大学出版社
XI'AN JIAOTONG UNIVERSITY PRESS

图书在版编目(CIP)数据

你问我答:探索盆底疾病／李志鹏,李霞,赵建更主编. — 西安：
西安交通大学出版社,2024.11
　ISBN 978-7-5693-3551-4

　Ⅰ.①你… Ⅱ.①李… ②李… ③赵… Ⅲ.①女性—骨盆底—功能性
疾病—问题解答 Ⅳ.①R711.5-44

中国国家版本馆 CIP 数据核字(2023)第 220765 号

NIWENWODA—TANSUO PENDI JIBING

书　　名	你问我答——探索盆底疾病
主　　编	李志鹏　李　霞　赵建更
责任编辑	秦金霞
责任校对	肖　眉
封面设计	任加盟
出版发行	西安交通大学出版社
	(西安市兴庆南路1号　邮政编码710048)
网　　址	http://www.xjtupress.com
电　　话	(029)82668357　82667874(市场营销中心)
	(029)82668315(总编办)
传　　真	(029)82668280
印　　刷	西安五星印刷有限公司
开　　本	720mm×1000mm　1/16　印张 8.5　字数 126 千字
版次印次	2024 年 11 月第 1 版　　2025 年 1 月第 1 次印刷
书　　号	ISBN 978-7-5693-3551-4
定　　价	59.00 元

如发现印装质量问题,请与本社市场营销中心联系。
订购热线:(029)82665248　(029)82667874
投稿热线:(029)82668805

主编简介

李志鹏,山西中医药大学附属医院肛肠科副主任医师,硕士研究生导师,首批山西省名老中医任建国肛肠学术继承人,中华中医药学会肛肠专业委员会委员。秉承"医生能治病,也能科普"的理念,长期从事肛肠临床一线和科普工作。今日头条视频号"肛肠李志鹏大夫"获2023年度山西省最具影响力科技传播平台。

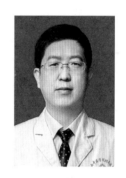

李霞,山西省中西医结合医院妇科副主任医师,硕士研究生导师,中国中药协会女性生殖健康专业委员会青年委员,山西省老年医学学会常务委员,山西中医药大学中医师承导师,山西省医院协会生殖医学管理委员会委员。

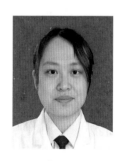

赵建更,山西中医药大学附属医院外科主任医师,硕士研究生导师,中医外科学科带头人,西医外科教研室主任,中国中西医结合泌尿外科专业委员会委员,山西省中西医结合普外科专业委员会副主任委员,山西省中西医结合泌尿外科专业委员会常务委员,山西省医师协会全科医学专业委员会常务委员。

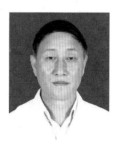

编委会

主　编：李志鹏　山西中医药大学附属医院

　　　　李　霞　山西省中西医结合医院

　　　　赵建更　山西中医药大学附属医院

副主编：安旭东　晋中市介休定阳肛肠医院

　　　　李　鹏　山西中医药大学附属医院

　　　　吴大鹏　临汾市蒲县中医医院

　　　　张效君　山西中医药大学附属医院

　　　　张建华　北京大学第一医院太原医院

编　者（按姓氏拼音排序）：

　　　　高　鹏　山西省阳泉市盂县中医医院

　　　　勾鸣强　太原市中医医院

　　　　韩红伟　山西中医药大学附属医院

　　　　姬仁云　临汾市安泽县中医医院

　　　　冀振文　晋中市平遥县中医院

　　　　焦　敏　山西中医药大学

　　　　李关生　临汾市洪洞县中医医院

刘晓国　运城市河津市康复门诊

刘彦林　临汾市乡宁县中医医院

陆蓉蓉　河南省三门峡市中医院

宋寅春　山西省襄汾县古城镇卫生院

王　欢　江苏省东台市中医院

王　猛　山西中医药大学

吴　迪　沧州市河间市人民医院

许建新　忻州市繁峙县人民医院

杨　越　西安高新医院

杨瑞娟　山西中医药大学

曾文倩　山西中医药大学

张　萌　山西中医药大学

张俊杰　运城市夏县庙前镇中心卫生院

张俊莲　太原市姚村镇善源医药门诊

张小薏　山西中医药大学

张宇鹏　太原市清徐县中医院

郑　琨　运城市临猗县猗氏镇卫生院

序　言

　　盆底疾病涵盖了肛肠、妇产及泌尿等学科领域的疾病。近年来，随着人们生活水平的提高和平均寿命的延长，盆底疾病的发病率逐年升高，已成为严重影响患者身心健康的常见疾病之一。盆底疾病也被广大医务工作者所重视，一些盆底疾病的书籍应运而出。然而，对于大众来说，专业书籍显得深奥，故需一些科普的盆底疾病的书籍以满足大众对盆底健康认识日益增长的需要，《你问我答——探索盆底疾病》一书，就是在这一背景下应运而生的科普图书。

　　该书的编写团队长期从事临床一线工作，日常诊疗过程中注重给予患者耐心、细致的解答，非常熟悉盆底疾病患者的健康需求，受到了广大患者的好评。在书中，他们围绕盆底疾病诊治过程中患者经常遇到的困惑与不解，运用团队自身丰富的盆底疾病的理论知识和临床经验，将其分基础篇、疾病篇和预后篇三部分，以"你问我答"的形式，用通俗易懂的语言，就患者比较关心的盆底疾病的预防、治疗、术后指导、健康生活习惯养成等知识收集整理成册，并将其出版，致力于普及盆底健康知识，以飨读者。

　　该书符合"健康中国2030"规划纲要精神，聚焦大众关心的盆底疾病热点问题，写出了团队自己的经验，不仅能满足大众对盆底健康知识的需求，具有科普性，而且能够满足专业人员对盆底疾病诊治的认识，具有专业性，适合大众、患者、相关科室医生及医学生阅读。

总之,《你问我答——探索盆底疾病》一书不仅是盆底疾病医疗工作者学习和参考的重要资料,也是普及盆底疾病健康知识的重要工具。该书的出版对于提高大众对盆底健康的认识,促进盆底疾病的预防和治疗具有重要意义。

郝旭亮

山西中医药大学附属医院院长

前　言

　　作为医生,一方面要治病、减轻患者的痛苦;另一方面,也要教会大众预防和减少疾病的发生,做好疾病的科普工作。在临床一线,我们发现许多盆底疾病患者有不良生活习惯、面对疾病的"不好意思"、拖延就诊等情况,不仅给自身带来痛苦,也给医生提出了更高的要求! 基于此,我们为盆底疾病患者编写了《你问我答——探索盆底疾病》一书。

　　本书分为上、中、下三篇。上篇为基础篇,内容包括认识盆底、相关检查、习惯与盆底疾病的关系。中篇对盆底疾病的常见症状及体征、常见盆底疾病及易患人群、盆底疾病间的关系进行了重点论述。下篇为预后篇,内容包括术后注意事项、改掉坏习惯。

　　本书主要以"你问我答"的形式,用简单、通俗的语言对患者关心的盆底疾病的预防、临床表现、治疗、术后指导、健康生活习惯养成等知识进行了答疑解惑,以期能为提升大众健康素养、养成健康生活方式贡献团队的绵薄之力!

　　本书书稿完成后,特邀请山西中医药大学附属医院肛肠病防治中心苏云主任、肛肠一科韩丽君主任及山西省中西医结合医院妇科范红燕主任分别对有关章节进行了审阅,山西中医药大学附属医院院长郝旭亮为本书作序,在此一并表示衷心的感谢!

　　限于知识水平,书中难免有不妥之处,诚望同道及各位读者指正!

编委会

2024 年 10 月 15 日

目 录

上篇 基础篇

中篇 疾病篇

26 第二章 肛周脓肿

33 第三章 痔

44 第四章 肛 裂

50　第五章　肛　瘘

57 第六章 便 秘

65 第七章　其他盆底疾病

下篇 预后篇

88 第一章 术后注意事项

107 第二章　改掉坏习惯

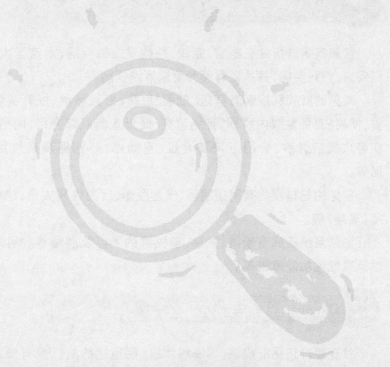

上篇　基础篇

第一章　认识盆底

1　盆底有哪些器官？

盆底器官包括人体生殖系统、部分泌尿系统及直肠、肛管等重要的器官。男性的盆底器官有睾丸、阴茎、阴囊、精囊、输精管、前列腺,女性的盆底器官有卵巢、输卵管、子宫、阴道、阴阜、大阴唇、小阴唇、阴道前庭、阴蒂、前庭球、前庭大腺。

2　盆底疾病有哪些？

盆底疾病是指盆底器官、组织、结构发生的疾病,涵盖了大多数的肛肠科疾病、妇科疾病,另外还有部分泌尿系统疾病。

常见的肛肠科疾病有痔疮、肛裂、肛瘘、肛周脓肿、肛乳头肥大、直肠脱垂、便秘(直肠黏膜内脱垂、直肠前突、耻骨直肠肌综合征、内括约肌失弛缓症等)、骶前囊肿、会阴下降综合征、直肠癌、肛管癌及良性肿瘤、肛门畸形等。

常见的妇科疾病有阴道脱垂、子宫脱垂、压力性尿失禁、尿瘘、直肠阴道瘘(粪瘘)等。

泌尿系统疾病有膀胱、尿道、前列腺的炎症及肿瘤等。另外,还包括女性及男性性功能障碍等。

3　盆底肌群的组成有哪些？

盆底肌群包括肛提肌、球海绵体肌(阴道括约肌)、坐骨海绵体肌、会阴浅横肌、会阴深横肌、尿道括约肌、肛门内括约肌、肛门外括约肌(深部、浅部、皮下部)及联合纵肌等。盆底肌具有承托腹腔与盆腔脏器、启闭肛门、协助排泄二便、维持性功能的作用。在这些盆底肌中,最重要的要属肛提肌了。肛提肌薄而阔,附着于盆壁内侧面,向下、向内,形状似漏斗。其上、下分别覆盖盆膈上、下筋膜。说它是盆底肌的主力军,一点都不夸张。肛提肌由耻骨直肠肌、耻骨尾骨肌、髂骨尾骨肌组成。

4 盆底功能障碍性疾病有哪些?

盆底功能障碍性疾病涉及肛肠科、妇产科、泌尿科等多个学科。妇产科多以产妇产后疾病常见,主要是因为女性在妊娠、分娩过程中对盆底肌造成不同程度的损伤,导致盆底肌功能减退,阴道松弛,进而出现尿失禁、子宫脱垂、阴道脱垂等,严重影响患者生活质量。肛肠科可见到直肠脱垂、肛门失禁等。泌尿科可见到尿失禁,还有性功能障碍等。

5 什么是慢性盆腔痛?

慢性盆腔痛是指发生在盆腔范围内的慢性、无周期性的、反复发作超过6个月的疼痛。

Mara 等研究发现,妇科慢性盆腔痛的患者中盆腔粘连者占22.3%,子宫内膜异位症者占22.4%,慢性盆腔炎性疾病者占17.7%,无明显病理改变者占17%。某些患病的女性还伴随有社会心理问题,如抑郁、焦虑、镇痛药依赖等。不同人群发病原因不同,30岁以下的女性,22.8%由子宫内膜异位症引起;而30岁以上的女性,盆腔粘连占病因的31.9%;有盆腔手术史者,盆腔粘连的占比可高达46.2%。

中医学对慢性盆腔痛虽无详细记载,但综观其证,可归于中医学"妇人腹痛""带下病""月经不调""痛经""不孕症""癥瘕"等范畴。我们结合临床认为,慢性盆腔痛多以肾虚为本、瘀血阻滞为标;本虚标实,虚实夹杂。在治疗上,补肾是前提,活血化瘀是关键。药物可以口服,也可以保留灌肠。西医治疗本病主要通过镇痛药物对症止痛,配合使用肾上腺皮质激素起到抗炎、消肿、减少粘连等的作用,或采取各种神经阻滞麻醉以缓解疼痛,同时结合心理学疗法,甚至使用精神神经药物。症状严重、持续不能缓解者,则采取手术或放射治疗。

第二章 相关检查

1 盆腔检查为妇科所特有吗？

盆腔检查又称妇科检查,包括外阴部检查、阴道窥器检查(阴道、宫颈)、双合诊(经阴道、腹部联合检查)、三合诊(经直肠、阴道、腹部联合检查)、直肠－腹部诊。主要检查的部位是外阴、阴道、宫颈、宫体及双侧附件。

2 盆底检查中的指诊检查有哪些？

(1)肛肠科的"一指禅"——肛门指诊:肛门指诊素有"指诊眼"之称,是肛肠科门诊的常规检查,具有易操作、费用低、作用大的特点。之所以称为"一指禅",是因为该检查需要医生运用食指佩戴检查手套,涂以液体石蜡后检查患者的肛管及直肠下段。肛门指诊可以早期发现内痔、混合痔、脱肛、肛裂、肛瘘、低位直肠癌、低位直肠息肉、肛乳头肥大(瘤)、出口梗阻型便秘等绝大多数肛肠疾病。

(2)妇科学中的双合诊、三合诊、直肠－腹部诊:双合诊是妇科盆腔检查中最重要的项目。医生将一手的两指或一指放入阴道,另一手在腹部配合检查,称为双合诊。依此类推,如果经直肠、阴道、腹部联合检查,就是三合诊。

双合诊既可以检查阴道的通畅度、深度、弹性及有无畸形、瘢痕、肿块和阴道穹的情况,也可以检查宫颈大小、形状、硬度及外口情况,还可以检查子宫位置、大小、形状、软硬度、活动度、有无压痛等。

三合诊是在双合诊的基础上检查,其作用在生殖器官肿瘤、结核、炎症的检查中要优于双合诊。

另外,直肠－腹部诊是直肠、腹部联合检查,适用于无性生活史、阴道闭锁或其他原因不适合双合诊的患者。

(3)泌尿外科的肛门指诊:泌尿外科中,肛门指诊主要用于前列腺检查,通过肛内指诊,触诊前列腺,判断前列腺的大小、质地、中央沟的深浅、表面光滑程度、有无触压痛、有无肿物,如果有的话,需要感触肿物的形状、数量及部位。

因此,指诊检查在盆底检查中的临床意义重大。

3　行肛门指诊和肛门镜检查的时机是什么时候?

(1)有便血时:如大便后手纸被血染,或便时滴血,或便时喷血,或脓血便。

(2)有肛门疼痛、瘙痒、潮湿等:疼痛有持续性,一直痛,且逐渐加重,如血栓外痔、肛周脓肿等。

(3)有脱出症状或肛门口、周围有肿物时:便时有肿物脱出,便后能自行还纳,或用手揉送,或不能还纳;肛门口及周围有柔软或质硬肿物时。

(4)便秘:如大便干燥、费劲,排便不尽,或者如厕排不出来的便秘等。

(5)大便习惯改变:如近期大便次数增多。

(6)肛门坠胀:老想上厕所,上完厕所又感觉排不干净。

注意:对于新鲜肛裂患者,宜暂缓肛门指诊和肛门镜检查。

4　肛门指诊检查前患者需要注意什么?

检查前,患者不需要特殊准备,一般采取左侧卧位,不要过度紧张,尽量放松一些,配合医生的检查就可以。检查前,不需要灌肠,也不需要用药,医生直接检查即可。

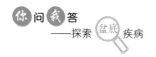

5 肛门指诊中，患者会有什么不舒服吗?

行肛门指诊检查前，医生会按摩患者肛门部几秒钟，使肛门松弛，然后进行指诊。指诊的过程中患者会有想大便的感觉，即肛门坠胀感，这种感觉是正常的。患者需暂时忍一忍，然后医生会仔细地环绕一周检查直肠下段和肛管有没有肿物及肿物的数量、大小等。

6 家有老人的子女为什么要学会肛门指诊?

目前，我国已经进入老龄化社会，60 岁以上的老人越来越多，如果家里的老人 3 天不大便，再加上老人行动不便，或是长期卧床，这时，陪护人员或是我们做儿女的就要注意了，一定要戴上手套给老人做个肛门指诊。做肛门指诊主要是判断一下直肠下段有没有干硬或是大的粪块，如果有，要及时将它弄碎后掏出，否则，即使用了开塞露也不好排出。

7 肛门指诊和肛门镜检查前用灌肠吗?

肛门指诊和肛门镜检查是肛肠科门诊两项主要的检查，那么做肛门指诊和肛门镜检查，患者需不需要做准备呢?

一般来说，只要在检查前排空大便就可以了，不需要灌肠，也不需要服泻药。但是有一种情况比较特殊，如果说患者有便秘的病史，我们在做肛门指诊的时候发现患者直肠下段有大量的粪便积存，这时为了看清患者直肠下段的情况，就需要给患者灌肠排空大便，之后再做肛门镜检查。

8 体检时你会拒绝肛门指诊吗?

体检的时候不要拒绝肛门指诊。

约 80% 的直肠癌发生在肛门指诊的 7cm 之内。换句话说，就是在直肠的下段和肛管的部位，我们的食指指诊时是可以摸到的。除了直肠癌，其他的肛肠科疾病,如痔疮、肛周脓肿、直肠前突、直肠黏膜内脱垂等都可以通过医生的指诊初步做出判断。所以,如果你的体检单里有肛门指诊,建议你查一下,不一定有问题,但是查一下更放心。

9　经常出现脓便用不用做肛门指诊或肠镜检查呢？

出现脓便或脓血便,主要有以下两种情况。

(1)如果有腹胀、腹部隐痛、脓血便、大便次数增多,要考虑是否是溃疡性结肠炎。

(2)如果大便次数增多、习惯改变,比如平时每天 1 或 2 次,最近几个月每天 3~5 次,或是总想上厕所,有脓血便,且合并有秽臭或腥臭味。这个时候一定要注意,建议患者让肛肠科医生先肛门指诊检查一下,看有没有直肠部的肿块。

这两种情况都建议做肠镜检查。肠镜检查可以明确肠道是否有溃疡、肿块,以及它们的大小、形状、位置等。

10　肛门镜能看到内痔、肛瘘内口吗？

内痔是指齿线上的黏膜充血隆起。肛瘘内口是由肛隐窝内的肛腺感染形成的。肛门镜可以看到齿线上的黏膜充血隆起且能明确诊断内痔,也可以看到肛瘘内口,因为内口一般都在齿线处,属于肛门镜的观察范围。如果肛瘘内口充血很明显,一定程度上可以判断为内口。在临床上,内痔的诊断需要做肛门镜检查,但在判断肛瘘有无内口的时候,主要依据以下几项检查。

(1)肛门指诊:通过肛门指诊可以判断齿线处有没有硬结或者凹陷,判断是不是有内口。

(2)超声检查:如体表包块彩超、经直肠腔内超声,在一定程度上可以发现瘘管的走向及内口。

(3)磁共振检查:针对复杂性肛瘘和高位肛瘘,可以做肛周的磁共振检查,内口在一定程度上可以被发现。

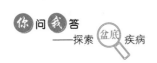
11 反复便血用不用做肠镜检查?

结合患者便血反反复复的病情、就诊的经过,如果便血是鲜红色的,手纸带血、滴血或喷血,但大便比较规律,每天1或2次,偶尔多1次,这时可以不用做肠镜检查;如果大便色黑或有暗红色的血液,夹有粪便,比较臭秽,且大便习惯改变(以前每天1或2次,或者2天1次,现在每天很多次,有时还排不出来)有一段时间了,这个时候就要注意了,一定要去做个肠镜检查,排除一下肠息肉、肿瘤等。

12 肛门镜能看到直肠整段吗?

直肠的长度是12~15cm,目前临床上使用的一次性无菌肛门镜的长度约7cm。从数据上看,肛门镜只能观察到一部分的直肠情况。能看到直肠的什么情况呢?炎症、溃疡、有没有肛门松弛、有没有黏膜赘生物(也就是我们常讲的息肉),另外直肠下段有没有包块、有没有渗血,肛门镜也都可以看到。

13 肠镜下能看到什么?

(1)肠镜能看到的范围:肠镜下可以看到肛门、肛管、直肠、乙状结肠、降结肠、横结肠、升结肠、回盲部和部分小肠,总共长约110cm的范围。

(2)肠镜能看到的物质:①息肉,肠镜可以看到息肉的大小、形态、数量、颜色等;②肿瘤,肠镜下可以看到肿瘤的形态是溃疡型还是隆起型;③溃疡,肠镜下可以看到溃疡的数量、部位、形态、深浅、有没有脓性分泌物等。

另外,肠镜还有一个无法替代的作用,就是取活检。如果肠镜下发现息肉、溃疡、肿瘤,就可以多点位取一些组织送病理检查。通过病理检查就可以明确诊断其是良性的还是恶性的。

第三章　习惯与盆底疾病的关系

1　肛门部位应如何清洗?

肛门部位的清洗可以有效预防盆底疾病,那应该如何清洗呢?

建议大家准备一个普通塑料盆,清洗肛门部时准备半盆温水,水温不宜太高也不要太低,以40℃左右为宜,拿毛巾蘸水洗数秒钟即可。

2　是否需要用洗液清洗肛门呢?

是否需要用洁尔阴等一些含有中药成分的洗液或是含甲硝唑等西药的洗液来清洗肛门部位呢? 没有必要,肛门部清洗的主要目的是为了预防肛肠疾病,没有肛肠疾病的健康人用温水清洗就可以了。

当然,患有肛肠疾病的患者是可以用一些含药物成分的洗液的,但要具体问题具体分析,找专业医生咨询。如果从平时保持肛门部位的清洁卫生的角度来说,温水就足够了。

3　大便后别忘了看，看什么?

(1)大便的形状:大便一般是圆柱状或香蕉状的,比较柔软。人在排便的时候比较舒服、通畅。如果出现羊粪蛋样便,或大便虽是香蕉状,但是粗、干、硬,排便费力,这就提示我们要多喝水了,多吃蔬菜、水果,适当活动、揉揉肚子以促进排便。如果有腹泻、水样便,提示我们是不是吃坏肚子了,是不是肚子着凉了,会不会有肠炎等疾病。

(2)大便的颜色:如果吃的富含蛋白质的肉类、蛋类比较多,大便一般是棕黄色的;如果碳水化合物比较多,大便一般是棕绿色的。当然,都合并了

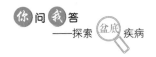

臭味。

（3）有无便血：如果便血呈鲜红色，手纸带血、滴血或者喷血，便池也有血染，且合并有肿物，一般是痔疮，也可能是直肠息肉、直肠脱垂等。如果便血呈鲜红色，且合并肛门疼痛、大便干硬，有可能是肛裂。如果便血呈暗红色，大便次数增多，且有一些腥臭味，则可能是肠道恶性肿瘤。

以上是我们排便后一定要看一下的原因。当出现以上情况时，建议到肛肠科就诊，进一步检查以明确诊断。

4 "一提二洗三忌四保持"是指什么？

痔疮预防的内容比较多，总结一下，即一提二洗三忌四保持。

一提：提肛运动，即收缩肛门时配合呼吸运动，吸气的时候收缩，呼气的时候放松，也不用特意数做多少次，多多益善，只要有空就可以做一下提肛运动。提肛运动可以改善盆腔、肛门局部的充血，减轻痔疮的症状。

二洗：清洗肛门部位。除前面讲述的清洗方法外，有条件者，也可以用智能马桶进行清洗，最好每天清洗。

三忌：忌辣。目前公认辣椒里的辣椒素会引起直肠、内痔黏膜的充血，诱发或者加重痔疮的症状。

四保持：保持大便通畅、便软。因为大便干燥、费力努挣，会加重内痔上方固定内痔的 Treitz 肌的断裂，引起内痔的脱出。

按照上面的措施实施，未患痔疮者可以预防痔疮的发生；已患痔疮者可以使痔疮的发展减缓，尽量避免手术治疗。

当然，也有一些禁忌证，比如血栓外痔、嵌顿痔的患者就不适合做提肛运动。正常人或是一般的痔疮患者都可以对以上几种方法进行运用。

5 每天水洗，为什么痔疮还没好？

根据临床所见，总结了几种情形跟大家说一说。

（1）便血：如果出现便血，大便时有滴血、手纸带血或者喷血，这种情况下用水洗肯定是没有效果的，一般需要用药物（如痔疮膏、痔疮栓）治疗或使用中药熏洗等。

（2）疼痛：如果出现疼痛，再用水洗效果不是很好，一般需要药物治疗。

（3）脱出：如果大便的时候有脱出的情况，用温水洗效果也不好，需用药物或手术治疗。

另外，如果平时就感觉到肛门有肿物或者异物感，不痛不痒，每天用温水洗也是没有效果的。因为肛门肿物用温水洗不掉。温水清洗的主要目的是保持肛门干爽、清洁，只是在一定程度上可以放慢痔疮发展的脚步，换句话说，就是可以减缓痔疮加重的程度。

6 ▷ 肛肠疾病患者可以使用智能马桶吗？

肛肠疾病有很多种，此处主要强调的是痔疮、肛瘘（没有红、肿、热、痛）、肛周湿疹及肛门瘙痒症等。

智能马桶自动冲洗比较卫生，且自动冲洗是通过有温度的水冲洗，一方面可以清洁肛周纹理残留的粪渣，另一方面水柱具有按摩、温热的作用，可以改善肛周淋巴、静脉的回流，使用后肛门部能够舒服一些。有些肛瘘、痔疮会出现肛周潮湿，包括肛周湿疹的肛门潮湿，通过自动冲洗、烘干后可以保持肛门部的干爽，让患者舒服一些。

需要强调一下的是，智能马桶的自动冲洗、烘干在一定程度上可以缓解痔疮、肛瘘、肛周湿疹的肛门潮湿不适等症状，但并不能治疗疾病。

7 ▷ 久坐久站好不好？

作为一名肛肠科医生，我经常给患者说不要久坐、不要久站、每天用温水清洗肛周、不要喝酒、不要吃辣椒等，但有时候连我自己都做不到。

很多人有职业的无奈，医生久坐的现象就很常见，一上午门诊看三四十位患者，甚至更多，根本没有休息的时间，甚至连“喝口水”的时间都紧张。还有出租车司机的久坐、老师的久站等。我们能做的就是调整好自己的心态，合理安排好时间，在保证完成工作的情况下，给自己缓冲、休息的时间，尽量少吃辛辣食物、少喝酒。

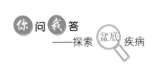
8 什么是凯格尔提肛运动?

凯格尔提肛运动是一种用来训练盆底肌肉的锻炼方法,属于传统的盆底康复方法。凯格尔提肛运动怎么做呢?

(1)指导患者保持站立位,双手交叉置于肩上,脚尖呈90°,双脚与肩同宽,提肛用力夹紧,保持5秒后放松,重复此动作20次。

(2)指导患者取平卧位,保持双膝弯曲支撑双腿向上,双膝关节距离约7cm,再收缩臀部肌肉向上提肛,保持盆底肌肉群收缩5秒后放松,休息10秒再重复收缩运动,重复此动作20次。

9 凯格尔提肛运动有什么作用?

由于膀胱、阴道、子宫、直肠、前列腺等由盆底肌肉群所包绕,通过运动这些肌肉群,可以增加尿道、阴道及肛门的阻力,增强控尿能力,并可以提高阴道的"吞吮"力度,甚至被称为"爱肌锻炼"。凯格尔提肛运动有利于盆底血液循环,缓解前列腺增生,减轻痔的静脉充血,还可以强健盆底肌肉,预防肌肉萎缩无力。所以,该方法可以治疗或预防盆底肌松弛引起的一些疾病,如痔疮、压力性尿失禁、尿频、尿急、子宫脱垂、阴道松弛、大便失禁、性生活障碍、前列腺增生等。

10 凯格尔提肛运动是不是所有人都能做?

当然不是。如前庭大腺脓肿、嵌顿痔、肛裂、肛周脓肿、血栓外痔等患者就不能做,因为收缩肛门会加重疼痛,所以这些患者不能做凯格尔提肛运动。

中篇　疾病篇

第一章 盆底疾病的常见症状与体征

1 阴道流血怎么办?

阴道流血是妇产科门诊患者说的最多的词语或症状。遇到这种情况先别慌,给大家提供以下几条建议。

(1)先要区分一下是否是月经。阴道流血,首先要排除月经。自己先算算日子,是不是来月经了。

(2)如果有性生活史,建议先查一下是否怀孕,可以在药店买试纸测一下。

(3)引起阴道流血的原因很多,从部位来看,宫体、宫颈、阴道、外阴部的病变都有可能引起流血,具体哪种情况,可到妇科咨询检查。

2 可能出现阴道流血的情况有哪些?

(1)自觉最近两次的月经量明显增多,经期延长,但周期基本正常,多为子宫肌瘤所致。

(2)月经周期变化不定,不规律了,多为无排卵性功能失调性子宫出血。同时需排除一下早期子宫内膜癌。

(3)长期持续性的阴道流血,要小心妇科恶性肿瘤,如宫颈癌等。

(4)如果阴道流血、白带增多,首先应排除一下宫颈癌、子宫内膜癌等恶性肿瘤。

(5)如果有外伤,如骑马或高空坠落,则多为外伤所致。

(6)近期常有同房后出血,应考虑是否有急性宫颈炎,另外,应排除一下早期宫颈癌。

如果遇到上述情况,不要过度担心,应及时找有经验的妇科医生,医生会仔细问诊、认真检查,一般诊断不难,等明确后,医生会给出相应的治疗方案。

3 白带异常见于哪些情况?

白带由阴道黏膜分泌物、宫颈管及子宫内膜腺体分泌液混合而成。正常白带呈白色稀糊状或蛋清样,高度黏稠,无味,量少。正常情况下,月经后、排卵前随着雌激素分泌水平的升高,白带可能会增多,怀孕后也会出现阴道分泌物增多。

那什么是异常的白带呢? 一般来说,如果白带量多了、变色了、有味了,就要小心了。

(1)白带颜色正常,但量明显增多,应考虑卵巢功能失调、宫颈腺癌等。

(2)白带颜色发黄、灰黄或黄白相间,有泡沫,稀薄,可能是滴虫阴道炎。

(3)白带呈凝乳块状或豆渣样,多为假丝酵母菌阴道炎。

(4)白带色灰白,有鱼腥味,多见于细菌性阴道炎。

(5)脓性白带,色黄或黄绿,质稠,有臭味,多为细菌感染。

(6)白带中混有血液,应先除外宫颈癌、子宫内膜癌等。另外,放置宫内节育器者也可见到。

(7)淘米水样白带,有奇臭,一般为晚期宫颈癌、阴道癌。

如果出现以上情况,建议及时到妇科检查,医生会根据分泌物的颜色、质地及化验结果予以相应的治疗。

4 哪些疾病会有肛门瘙痒?

肛门瘙痒是肛肠科常见的症状之一,肛肠科可以见到肛门瘙痒的疾病主要见于以下几种。

(1)肛周湿疹:主要分为急性肛周湿疹和慢性肛周湿疹。急性肛周湿疹主要表现为肛周皮肤潮红,肛周潮湿,可能有丘疹样皮损;慢性肛周湿疹主要表现为肛周皮肤色素脱失,换句话说就是皮肤发白,发白的皮肤与正常的

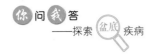

皮肤会形成鲜明的颜色对比,界限明显,其间甚至有皲裂的皮肤裂口。

(2)外痔:最常见的是结缔组织性外痔,也就是赘皮。另外,还有静脉曲张性外痔,患有外痔可能会出现肛周的瘙痒。

(3)肛瘘:肛周皮肤与直肠肛管相通的一个病理性的管道,以反复的肛周肿痛、流脓为主要表现,反复的流脓会刺激肛周皮肤出现瘙痒。

(4)肛周的尖锐湿疣:尖锐湿疣是一种常见的性传播疾病,主要表现为有米粒(或绿豆)大小、鸡冠状或菜花状的肿物,且合并有肛门部的潮湿、瘙痒、恶臭。

(5)肛门瘙痒症:以患者自觉肛门瘙痒为主要症状,但通过肛肠科医生肛门指诊、肛门镜检查及化验大便等,没有发现异常,患者只有瘙痒症状。

(6)妇科疾病:一些妇科疾病也会引起肛门瘙痒。

另外,还有一些全身性的疾病也可见到肛门瘙痒,如糖尿病、寄生虫感染等也会引起肛门部的瘙痒。当出现肛门瘙痒时,我们可以先用温水(注意水温要适宜)外洗数秒,坚持3~5天。如果效果不好,及时就医,对症治疗。

5 外阴瘙痒的病因是什么?

瘙痒可不是肛肠科的专利,妇科门诊也可以经常遇到外阴瘙痒的患者。

妇科疾患引起外阴瘙痒最常见的病因为滴虫阴道炎和外阴阴道假丝酵母菌病。这些患者除了瘙痒外,还伴有白带增多等。外阴鳞状上皮增生以外阴奇痒为主,伴有患处的色素脱失(皮肤泛白),有时会扩散至会阴部(阴道与肛门之间的部位)。另外,卫生巾、药物等也可能会刺激外阴部引起过敏,出现瘙痒。

6 肛门口的"疙瘩"是什么?

日常生活中,有的人会突然发现肛门口有个"疙瘩",一个、两个或者好多个,摸上去软软的,这是什么呢?

(1)如果发现肛门有"疙瘩",用手摸上去软软的,平时也没有疼痛、瘙痒,没有便血,一般情况下是外痔,可能是结缔组织性外痔或静脉曲张性外痔等。

(2)如果发现肛门有一个"小疙瘩",或米粒大小,或绿豆大小,或黄豆大小,再回想一下曾有过外出住宿等经历,用手摸一下,小疙瘩不软,也不是特别硬,并且还感到肛门部瘙痒、潮湿,有时有臭味,这可能是肛门的尖锐湿疣。

(3)如果发现肛门有"疙瘩",或绿豆大小,或黄豆大小,摸上去有点发硬、有点痛,肉眼看一下"疙瘩"略微有点青紫,这可能是血栓外痔。

7 好几天不大便,用不用检查?

正常人大便的次数一般是在三天一次到一天三次这个范围内。当然也有例外,如有的年轻女孩一周才排便一次,也没有明显的腹胀、腹痛或者焦虑烦躁等,这也属于正常,因为有部分人的生理情况就是这样的。

但在一般情况下,如果你好几天没有大便,并出现了一些明显的不适,还是建议到医院肛肠科去检查一下。

8 吃红心火龙果会"便血"?

门诊上见到一位女性患者,患者说最近两天都有便血。

询问患者便血是什么颜色的? 她说是鲜红色。有没有疙瘩脱出来? 她说好像有点也好像没有,不清楚。有没有疼痛? 她说也没有明显的疼痛。

随后在检查室,我为患者做了肛门指诊,结果显示,患者直肠下段的黏膜比较光滑、柔软,没有明显的异常。再做肛门镜检查,发现直肠下段有少许鲜红色的血迹,内痔充血不严重,一般来说这种鲜红色的血是内痔出血,但是患者的内痔不严重,以我的经验来看不像是内痔的出血。之后建议患者做肠镜检查,结果肠镜下也没有发现明显的溃疡、充血、肿瘤等。

后来患者跟我说"便血"前两天吃过红心的火龙果。所以综合判断,患者是因为吃了红心火龙果出现了类似便血的表现,但其实不是便血。

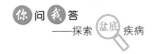
9 大便颜色发黑是怎么了?

临床上也会遇到部分患者大便发黑的情况,下面介绍几种可能的原因。

(1)如果患者有消化性溃疡,如胃溃疡、十二指肠溃疡,出现黑色大便或者柏油样大便,一般提示有上消化道出血。

(2)便秘者好几天不上厕所,大便干、粗、硬,也会出现大便颜色发黑的现象。

(3)饮食引起的大便颜色发黑,如食用鸭血、羊血等血制品或者动物内脏,也会出现大便颜色发黑。

(4)由药物引起的大便颜色发黑,如治疗胃溃疡的铋剂(铋剂是保护胃黏膜的药物)、纠正贫血的铁剂,都会引起大便颜色发黑。

出现大便颜色发黑,建议大家尽快寻找原因,及早处理。

10 大便头干是不是便秘?

有患者说大便头干,后面不干、质软,这是不是便秘?

一般这种情况也属于便秘,可以按照便秘治疗,如多喝水,多吃蔬菜、水果,顺时针揉肚子,适当活动等。如果这些方法不行,可以口服一些软化大便的药物,如芪黄通秘软胶囊、麻仁软胶囊、聚乙二醇4000散、乳果糖等,这些药物可以增加肠道水分,软化大便,起到润肠通便的作用。

11 大便头干,怎么增加排便的可能?

人体有直立反射和胃肠反射。胃肠反射是进食以后,食物刺激胃(幽门部)引起胃肠反射,进而引起大肠的集团蠕动,使大便排出体外。一般胃肠反射在儿童期比较明显,成年以后,有的人有这种反射,有的人这种反射会消失或者减弱。建议大家在晚餐后如果有便意,尽快去排便;如果没有便意,也要去蹲三分钟,看是否能酝酿出便意。如果可以把宿便排出来,第二天早上大便头干的现象就会缓解。

当然也不能保证 100％有效，有一些人会有效果，大家不妨一试。

12　大便头干、憋痛、便血，怎么办？

肛裂的主要症状是大便干燥，排便时肛门痛，便血，便后会出现一阵一阵的难受，或者痛一整天，直到晚上休息肛门松弛，疼痛才会减轻。所以，大便头干、憋痛或便血，考虑是肛裂，建议找肛肠科医生检查一下。

其实，这个检查不难，一般在医生视诊和肛门指诊的情况下就可以确诊，可以看到肛管皮肤上有裂口。建议先保守治疗，软化大便，多喝水，必要时口服一些润肠药，还可以中药熏洗、敷药、塞药等。如果保守治疗效果不好，再考虑手术治疗。

13　大便多，有脓血、腹痛，是肠炎吗？

答案是"可能是"。

临床上见到大便次数较多、腹胀、腹痛（但是痛得不厉害），再加上脓血便，一般考虑为肠炎，以溃疡性结肠炎多见；再者考虑为大肠肿瘤，尤其是直肠部位的肿瘤，如直肠癌等。故出现大便次数增多、脓血、腹胀、腹痛等，要及时到肛肠科就诊。

肛肠科医生一般会先做肛门指诊，再做肛门镜检查。如果肛门指诊和肛门镜检查没有出现明显的问题，就会建议进一步做肠镜检查。肠镜主要看的是大肠及部分小肠，这些部位有没有炎症、溃疡、息肉、肿瘤等。

14　大便时疼痛、便血、肿物脱出，要手术治疗吗？

有患者问：内痔发黑、发暗，大便后经常脱出并疼痛，便后需用手按摩还纳回去，便血，这种情况需要手术吗？

从患者询问的情况（疼痛、便血、肿物脱出需要用手纳回）来看，可能是混合痔（Ⅲ期内痔），这种情况下需要手术治疗，但可以择期手术，就是说不需要急诊手术。如果病情加重，用手按不回去，即出现了嵌顿，这个时候就

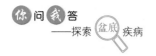

需要急诊手术了。

15 肛门疼痛可能是哪些疾病?

肛门部疾病的三大症状,首先是肛门疼痛,其次是便血、脱出。肛门疼痛或为刺痛,或为跳痛,或为胀痛。其实,每种疾病的疼痛都有自己的特征。

(1)肛裂:如果大便时痛,便后能好一会儿,继而出现肛门部一阵阵痛,有时持续半小时,厉害的会持续半天,更有甚者会痛到晚上睡觉前。有或无便血,大便干或不干,肛诊见肛管皮肤有梭形裂口,应首先考虑肛裂。

(2)血栓外痔:如果突然发现肛门部有肿物突出,疼痛明显,呈持续性,椭圆形或圆形,色暗或青紫,手指触痛,应考虑血栓外痔。

(3)肛周脓肿:如果肛门周围肿痛,疼痛呈持续性,伴有发热、小便不畅、坐卧不安、肛周皮肤发热,肛诊见肛周皮肤红而漫肿、边界不清,应考虑肛周脓肿。

(4)混合痔嵌顿:患者有痔病史,平日有便时肿物反复脱出的现象,近日因吃辛辣食物或喝酒等原因致大便努挣,突然回不去,肛门处憋胀,逐渐出现肛门疼痛难忍、坐卧不安,肛诊见肛门内痔外翻,黏膜有坏死、糜烂等,应考虑混合痔嵌顿。

(5)肛门部恶性肿瘤:如肛管癌、恶性黑色素瘤等。肛诊可见肛周有包块,质硬,不规则,或有破溃,应考虑肛门部恶性肿瘤。恶性黑色素瘤与血栓外痔容易混淆,应注意区分。

(6)肛门神经症:患者会偶尔觉得肛内刺痛一下,一般持续时间短,数秒钟,大便正常,肛诊见肛管及直肠无明显异常,多考虑为肛门神经症。

注意:当病情比较复杂,自己不能判断时,要及时到正规医院肛肠科就诊。

16 肛门松弛常见的病因有哪些？

（1）反复的直肠脱垂会使肛门括约肌变得松弛，从而导致肛门的松弛。正常人肛管可容纳一横指，而Ⅲ度直肠脱垂患者的肛管可轻轻松松容纳三横指。

（2）中枢系统疾病，如截瘫会引起肛门失禁，还有尿失禁。这类患者也会出现肛门括约肌的松弛。

（3）外伤造成的肛门括约肌损伤也会出现肛门的松弛。

有肛门松弛者，建议其到医院肛肠科就诊，以便明确病因，具体治疗。

17 脱肛的原因是什么？ 怎么治疗？

医生说的脱肛一般是指直肠脱垂，就是直肠的黏膜层或者全层，甚至包括一部分乙状结肠脱出到肛门外。但是老百姓说的脱肛，一般是指脱出的一个症状，如说我们大便的时候，肛门有"疙瘩"脱出来。下面说一下有脱出症状的疾病有哪些。

（1）内痔：是直肠末端黏膜脱出，所以内痔表面是朱红色或者暗色的脱出，一般分界比较明显，一个、两个、三个……疙瘩脱出。

（2）直肠脱垂：可以看到环状的黏膜皱襞，轻者呈圆锥状，甚者为圆柱状。

（3）肛乳头瘤：是由于肛乳头肥大慢慢脱出到肛门外所致，最大的可以达到乒乓球大小，色灰白，质地较韧。

（4）直肠下段带蒂的息肉：息肉是黏膜的赘生物，所以它跟黏膜的颜色相近，粉红色或者朱红色，偏鲜红一些。

一般情况下，上面的四种情况都是需要手术治疗的，因为它们都属于多出来的一部分组织，需要手术将它们切除。如果暂时不能切除，建议一定要及时地用手还纳回去，否则一旦引起嵌顿，出现疼痛，病情就比较紧急了。

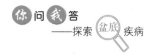

18 感觉肛门被挤出来了，火辣辣的，这是怎么回事呢？

遇到这种情况，建议在排大便后，自行拍照或者让家属拍照，与排便前对比一下，或者就是与平时的肛门部位对比一下看看。

内痔脱出的话，一般是红色的肉疙瘩、肉球，分界比较清楚。外痔是与肛周皮肤颜色接近的疙瘩。混合痔（Ⅲ期内痔）排便的时候痔疮会脱出，走路时间长了也有可能脱出。所以说，遇到这种情况时，可先拍照初步判断一下，或者到医院肛肠科找医生检查一下，以明确诊断。

19 半夜肛门部位疼痛可能是什么原因？

（1）肛周脓肿：人的疼痛阈值在后半夜会下降、敏感度升高，肛周脓肿会有让人痛醒的情况。

（2）肛裂：一般肛裂患者入睡后肛门括约肌会松弛下来，痛醒的可能性比较小，可能是裂口处分泌物导致睡觉时肛门括约肌不自主地收缩，或者是翻身引起的肛门裂口的疼痛。

（3）肛肠术后：伤口分泌物的增多也可能引发疼痛，患者有可能被痛醒。

20 肛门及尾骨隐痛是肛裂引起的吗？

肛裂典型的疼痛是周期性疼痛，表现为排便的时候痛，大便后可能会好一点，之后又开始痛。临床上也有一些肛裂患者表现为不典型的疼痛，疼痛比较轻；也有的患者感觉不到疼痛，只是有憋胀感，肛门扩不开，用力努挣排便的时候，手纸会带点儿血，有时候带点儿痛，但呈隐痛。

尾骨的位置在肛门的后方。肛裂的好发部位在肛门的正前方和正后方，正前方是会阴，正后方就是尾骨的方向。这里说的肛门及尾骨隐痛，有可能是发生于肛门后方的肛裂造成的，为进一步明确病因和诊断，建议去医院肛肠科就诊。

21 肛门有脱出怎么办?

混合痔、内痔的脱出比较常见。脱出如果用手能还纳回去,一般属于混合痔(Ⅲ期内痔)。如果再加重,还纳不回去了,属于Ⅳ期,就是嵌顿痔了,是痔疮最严重的一个分期。混合痔(Ⅲ期内痔)有手术指征者需要手术治疗。临床上,肛门部的脱出一般是需要手术治疗的,用药效果不好。

22 痔疮里摸着个硬条,那是什么?

这种情况在门诊很常见,有三种可能。

(1)可能是外痔皮肤下出现了血栓,即血栓外痔。血栓外痔可以摸到皮下有大米粒大小的硬结,或者是黄豆、绿豆、花生豆大小的硬结。

(2)可能是痔疮患者合并有肛瘘,或者是肛瘘患者合并有痔疮,这两种情况在皮下都可以摸到硬条,这个硬条就是肛瘘的瘘管。

(3)可能是肛乳头肥大,之前就有患者就诊时说肛门以前有软软的疙瘩,后来就变成了一个条状的疙瘩,有点硬。经过检查,发现患者有肛乳头脱出来了,摸到的正是硬硬的肛乳头。

具体是哪种情况,建议找肛肠科医生检查一下,以便明确诊断。

23 排便不畅二十余年怎么治疗?

大便在直肠下段到排出体外的这个过程中,需要好几块肌肉的协调配合,如果这几块肌肉协调配合不好,就会出现肛管扩张不了,大便排不出来,出不来就会出现出口梗阻性便秘,排便困难。

排便的时候,肛门内括约肌要舒张,耻骨直肠肌要放松,放松以后,肛直角就会变大,变大了之后,排便就会通畅。但当发生病变时,肛门内括约肌或耻骨直肠肌松弛不了,反而痉挛收缩,就会出现便秘。遇到这种情况的话,如果时间比较久,建议做一下排粪造影和结肠传输试验。像这种20多年的出口梗阻型便秘,如果是肛门括约肌痉挛、肛门内括约肌失弛缓症、耻

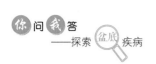

骨直肠肌综合征,建议手术治疗。

24 直肠溃疡会癌变吗?

有宫颈癌的病史,放射治疗后出现了直肠下段的溃疡,有时候会有便血等,这种情况会不会癌变呢?

在临床上,放射性直肠炎一般是按溃疡性结肠炎进行治疗的,这种癌变率是比较低的,但是也不能大意。建议定期复查肠镜、盆腔磁共振等。

25 排便时滴血一定是痔疮吗?

不一定。

(1)排便时滴血,没有疼痛,一般考虑是内痔的出血。

(2)排便时滴血,合并有疼痛,一般考虑是肛裂。

(3)排便时滴血,如果有脓血便,大便次数增多,有腥臭味,要考虑可能是溃疡性结肠炎、直肠的恶性肿瘤等。

(4)女性患者在子宫切除后、妇科恶性肿瘤放疗后出现了排便时滴血,要考虑可能是放射性直肠炎。

26 肛周湿疹的常见病因是什么? 怎么治疗?

肛周湿疹是肛肠科的常见病、多发病之一。肛周湿疹是以肛周潮湿、瘙痒为主要临床表现的疾病,其常见的病因有外痔、肛瘘、低位直肠癌保肛术后、肛乳头肥大、肛窦炎、肛肠科良性疾病术后等。

肛周湿疹的治疗要根据具体原因,具体分析,具体治疗。比如肛瘘引起的肛周湿疹,要先治疗肛瘘;外痔引起的,就先治疗外痔等。临床上一般先中药熏洗、外用纯中药软膏等治疗,如果效果不好,再选用含有弱激素的软膏进行治疗。肛门"喜燥恶湿",平时要保持肛门部的干爽,勤换棉质内裤,每天用温水清洗。另外还要清淡饮食,忌食辛辣发物。

27　如何快速缓解肛周脓肿的疼痛？

（1）首选肛周脓肿一次性根治术，不仅可以很快缓解脓肿的疼痛，而且可以大大减少形成肛瘘的可能性。

（2）选择肛周脓肿切开排脓术，可以很快缓解肛周脓肿引起的疼痛，但是大多容易形成肛瘘，需要再次手术。

（3）外用拔脓的鱼石脂软膏可使肛周脓肿的脓腔破溃以后排脓，以缓解疼痛。

（4）口服解热镇痛药缓解疼痛，加服抗生素以抗感染治疗，也可以减轻一些疼痛。

28　肛门部的"多肉"是什么？

这里的"多肉"是指肛门部的肉球或肉疙瘩，主要见于以下几种情况。

（1）肛门部的肉疙瘩柔软、无痛、不流血，有时会有肛门潮湿、瘙痒等。这种情况，首先考虑赘皮外痔。有炎症时可出现疼痛不适。大多不需要治疗，应每日温水清洗肛门部，忌食辛辣，保持大便通畅。

（2）大便费力，努挣后肛门处突然出现疙瘩，摸上去发硬，而且疼痛，坐立不安。这种情况，首先考虑血栓外痔。首选手术治疗，其次选择保守治疗。

（3）如厕时，感觉肛门有肿物脱出，有时有便血（手纸带血，或滴血，或喷血，颜色鲜红），有时没有血，如厕后脱出物可自己回去或需用手还纳，脱出物柔软。遇到此种情况，可自行在肛门塞痔疮膏或痔疮栓，如果3天不能缓解，喷血或脱出物不能还纳，则应及时到正规医院肛肠科就诊，以便及时诊断，确定治疗方案。

（4）有外出旅居史，发现肛周出现小的像米粒簇状肉，质韧、脆，大则呈鸡冠状或菜花状、有臭味。这种情况，首先考虑肛门尖锐湿疣，它是一种性传播疾病。明确诊断后，应尽早治疗，可选择手术治疗结合抗病毒的干扰素治疗。因该病有一定的复发率，故应定期复查。

第二章　肛周脓肿

1 什么是肛周脓肿？ 它的"罪魁祸首"是谁？

肛周脓肿的全称是肛管直肠周围间隙脓肿,是指肛管、直肠周围间隙发生感染引起的急性化脓性疾病。脓肿破溃后会形成肛瘘。本病可发生于任何年龄,以青壮年居多,幼儿也有发生,以男性为主。中医称之为"肛痈"。肛周脓肿起病急,发病快,疼痛明显,是肛肠科的常见病和多发病。肛周脓肿的"罪魁祸首"是肛腺感染。换句话说,大多数肛周脓肿患者是由肛腺感染引起的。极少数患者的病因是肛裂、异物、外伤引起的。

2 如何预防肛周脓肿？

(1)保持大便正常,尽量避免腹泻、大便干燥,保持肛门部的清洁卫生。

(2)积极治疗肛门部的疾病,如肛隐窝炎、肛乳头肥大、痔疮。

(3)患病后应尽早治疗,防止炎症扩散。

3 肛周脓肿如何自我判断？

(1)自我判断前一定要了解该病的发病特点。肛周脓肿的发病特点是发病急,病程短,发展迅速,疼痛明显,有发热,后成瘘。

(2)肛周脓肿与肛周其他的疾病易混淆,如肛周化脓性汗腺炎(范围大、病位浅)、肛周毛囊炎(范围小、病灶局限)、血栓外痔等,应注意区分。

(3)自我判断后,如自觉可能是肛周脓肿,一定要及时到当地正规医院的肛肠科就诊,以便及时确诊,及时治疗。

4 肛周脓肿就是肛门发炎吗？

肛周脓肿是肛管及直肠周围间隙发生了感染的一种化脓性疾病。肛周脓肿是肛门发炎的一种，但是肛门发炎还包括其他一些疾病，不单指肛周脓肿，它还包括肛周湿疹、外痔等的一些疾病。如肛门潮湿、皮肤发红，甚至出现了一些皲裂及溃疡，这是肛周湿疹。如肛门周围的外痔有炎症，可出现肿胀、疼痛、分泌物增多等，这是炎性外痔。所以说，肛周脓肿是肛门发炎，但是肛门发炎不一定是肛周脓肿。

5 为什么说肛隐窝是"人体的先天缺陷"？

肛隐窝是一个漏斗状的解剖组织，漏斗的上半部分是肛瓣的游离缘和直肠柱的下端组成的肛隐窝，下半部分细管处相当于肛腺导管。大便从上到下排出，在这个过程中，肛隐窝的开口朝上，粪渣很容易进入，容易兜住粪渣，引发感染。肛隐窝有自洁功能，可以把粪渣清理出来，但是当人的免疫力下降或者劳累的时候，自洁功能变差，肛隐窝不能将粪渣清理出来可导致肛隐窝炎，炎症扩散经过肛腺导管进入肛腺，引起肛腺的感染，白细胞聚集、液化再引起肛周间隙的感染就导致了肛周脓肿。所以说，肛隐窝是"人体的先天缺陷"。

6 肛周脓肿有没有好发人群？

（1）爱吃辣、爱喝酒的人：有些患者一吃辣椒或喝酒脓肿就起来了。

（2）容易腹泻、大便次数多的人：经常大便不成形，粪渣容易掉到肛隐窝，从而引起肛腺感染，进而导致肛周脓肿。

（3）糖尿病患者：身体合成蛋白的能力减弱，容易得感染性疾病，如肛周感染可引发肛周脓肿。

（4）患有基础病的人群：如白血病患者等。有基础病的患者在做肠镜或者服泻药的时候，也有可能出现肛周脓肿。

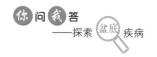

7 早期肛周脓肿怎么办?

临床上有一种情况,患者的症状像是肛周脓肿,但是通过肛门指诊、彩超等检查,又不典型。姑且将这种情况称之为早期肛周脓肿。这种情况建议边治疗、边观察。

边治疗,怎么治疗? 可以中药熏洗,可以口服消炎药,还可以局部用药,如肛门塞入痔疮膏、痔疮栓等。

边观察,观察什么? 观察疼痛有没有加重;肛周有没有明显的肿块,肿块的大小有没有逐渐变大,肿块的皮肤有没有发热;体温有没有升高,有没有发热的症状,等等。另外,还要定期复查肛周的彩超。

8 肛周脓肿服药后没有了症状还需要手术吗?

肛周脓肿服药后没有了症状,也没有明显的包块,先暂时不用手术,可观察看看后期会不会形成肛瘘。一般情况下会形成肛瘘,但也有个别患者不会形成肛瘘的。所以大家平时一定要注意,不要吃辛辣食物,多喝水,保持大便通畅,尽量不要拉肚子,每天温水清洗肛周,保持肛周清洁干爽,这些措施可以在一定程度上预防肛瘘形成或是脓肿复发。

9 肛周脓肿必须做手术吗?

肛周脓肿以红肿热痛为主要临床表现,患者不能坐,疼痛,发热,有的还有类似感冒的症状。肛周脓肿的疼痛能不能自行缓解,红肿会不会自行消失? 有这种可能。但是每个人缓解的时间不等,有的人几天,有的人十几天。因为脓肿大多数是急性病,会在短期内迅速扩大,如果确诊是肛周脓肿了,应首选手术治疗。因为肛周脓肿的"罪魁祸首"是肛腺感染。感染的肛腺,我们称之为内口,把内口处理掉,就可避免后期形成肛瘘了。

10 肛周脓肿能保守治疗吗？

如果出现了肛周肿痛或高度怀疑肛周脓肿的时候，一定要尽早到肛肠科找肛肠医生看一下。除了肛门视诊，看红肿、发热外，医生还会建议做肛周彩超。

如果彩超下看到脓肿已经化脓，有低回声包块，首选手术治疗。手术分切开排脓和根治术两种，切开排脓大多会形成肛瘘，需要二次手术，所以一般建议患者行根治术治疗，当然根治术也有复发的，但复发率较低，大多数一次就根治了。

如果彩超下没有低回声包块或混合性包块，提示脓肿没有完全液化，这个时候可以通过药物把炎症组织包裹，把症状控制住。但是这相当于在局部埋了个不定时炸弹，以后如果稍微不注意、不忌口，很容易再次诱发。所以，如果把炎症控制住了，平时一定要忌口。

11 肛周脓肿有筋样肿物，怎么办？

肛周脓肿大部分是因为肛腺的感染形成的化脓性疾病，以红肿热痛为主要症状。如果患者说有筋一样的东西，就是医生们说的条索状肿物。肛周脓肿首选手术治疗，但是一些小的脓肿或者一些患者没有时间手术就采取了保守治疗，口服消炎药或者清热解毒的药物，治疗后，脓腔变小，会逐渐萎缩成一条瘘管样的组织，也就患者所说的像筋一样的东西。这提示病灶还在，因为患者没有做手术，没有处理内口，也就是没有处理感染的肛腺。内口开口于齿线处，肠道的细菌、粪渣还有可能源源不断地从内口进入，达到一定的质变后，就会出现红肿热痛。

建议患者关注这个筋样的东西，后期观察其有没有反复的肿痛，甚至破溃、流脓。如果有反复，说明形成肛瘘的可能性非常大。如果确诊是肛瘘，还应首选手术治疗。

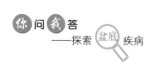

12 肛周脓肿自然溃破后是否还要做手术？

肛周脓肿自然溃破，脓排出后，疼痛就会大大缓解，但是大多数情况下还是会形成肛瘘，所以，建议还是手术治疗，手术治疗的时候一般会寻找内口，处理内口，这样后期就避免了形成肛瘘的可能。

13 肛周脓肿和肛瘘的关系是怎样的？

肛瘘，是指肛管、直肠与肛周皮肤相通的病理性管道，一般由内口、外口及瘘管三部分组成。其临床表现为肛周反复流脓、肿痛、潮湿等。中医形象地将其称之为"肛漏"，肛瘘也是肛肠科的常见病之一。肛瘘绝大多数是由肛周脓肿发展而来的，或脓肿自行破溃，或切开引流，脓液溢出，肿块逐渐消散、吸收，肉芽增生，形成瘘管。

可以将肛周脓肿和肛瘘理解为一个病的两个病理阶段，即急性期称为肛周脓肿，表现为肛周肿痛；慢性期称为肛瘘，表现为反复疼痛，可以忍受，有流脓。肛瘘是肛周脓肿自然发展的一种结局、一种结果。肛瘘患者平时要保持肛门部清洁，多饮水，不要再感染，因为一旦感染会引起瘘管性脓肿，会再次出现脓肿的肿痛难忍。

14 肛周脓肿的手术有哪些？

肛周脓肿的手术治疗分为肛周脓肿一次性根治术和肛周脓肿切开引流术。二者的区别如下。

肛周脓肿一次性根治术是麻醉以后，在手术中寻找内口，并处理内口。也就是说，既要把脓腔清理干净，也要把内口处理了。这样的话，可以大大降低后期形成肛瘘的可能。

肛周脓肿切开引流术是切开脓肿排脓，患者疼痛会减轻，发热症状也会缓解，但是不处理内口，后期大多数情况下会形成肛瘘。

15 肛周脓肿引流后如何预防肛瘘的形成？

大多数肛周脓肿切开引流后会形成肛瘘，只有少部分患者可以痊愈，减少可能诱发或者引起肛腺感染的因素，做到不熬夜、少喝酒、少吃辣椒、保持大便正常（不拉肚子，大便不干结，不便秘）等对预防肛瘘可起到一定的作用。

16 肛周脓肿根治术如何找内口？

肛周脓肿根治术的关键是在术中找内口，即感染的肛腺。找内口的方法比较多，第一种是压脓腔看看内口有没有溢脓、肛隐窝有没有溢脓；第二种是探针的探查；第三种是染色检查。这些方法都是寻找和定位内口的一些常用方法。

17 肛周脓肿没有内口，怎么办？

有位患者一年做了三次肛周脓肿手术，医生都说没有找到内口，该怎么办呢？

这种情况在临床比较少见，因为肛周脓肿是由于肛腺感染引起的化脓性改变，感染的肛腺就是所谓的内口，但在临床上有一部分肛周脓肿患者在手术中就是找不到内口，主要的可能性有三种，处理办法如下。

第一种是目前患者没有明显的红肿热痛，也没有溃破、流脓，没有肛瘘，这种情况下建议先观察，暂时不治疗。

第二种是可能还会出现肛周肿痛，没有溃破，这种情况下考虑肛周脓肿的可能性大，建议到医院肛肠科进一步诊治，必要时行手术治疗。

第三种是可能会出现反复的肛周肿痛、流脓，形成肛瘘，这种情况需要进一步手术治疗。

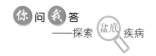
18 肛周脓肿易复发的人群有哪些?

（1）不听医生话、没坚持换药的人：对于肛周脓肿患者来说,如果脓肿伤口深且大,愈合需要的时间会比较长,所以一定要坚持换药。

（2）高位复杂性脓肿患者、患病时间长的脓肿患者：由于患病时间长或为高位复杂性脓肿,病变范围广,病灶深,手术难度大,损伤也大,恢复起来比较慢。因此,此类脓肿患者一定要早咨询、早治疗、防复发。

（3）合并有糖尿病的患者：血糖控制不好的糖尿病患者,自身合成蛋白的功能变差,会出现伤口愈合不结实的情况,容易复发肛周脓肿。

19 这些情况是不是肛周脓肿复发了呢?

下面两种情况与肛周脓肿复发的表现相近,但不是复发。

（1）伤口愈合过程中或痊愈后,肛门部出现了类似"脓"的黏稠液体,这是伤口创面分泌的黏液,起保持创面的作用,加之混杂粪便,会出现类似"脓液"的现象,不必惊慌,找肛肠科医生一般均可鉴别。

（2）伤口愈合后,突然发现伤口处有个疙瘩,用手摸一下,似乎有点痛,又似乎不痛,这多数是伤口瘢痕形成的疙瘩。当然,也有可能是伤口有问题。建议观察3~5天,如果疙瘩变大或疼痛加重,复发的可能性就比较大。

第三章　痔

1　痔和痔疮一样吗？

一样的！痔疮的学名就是痔。痔是直肠黏膜下和肛管皮肤下的静脉丛扩张、屈曲形成的柔软团块。根据在齿线的位置不同，将其分为上、下两部分，齿线以上是内痔，齿线以下是外痔。如果同点位的内痔和外痔连到一起就称为混合痔。

2　痔的病因是什么？

目前比较主流的病因学说有两个。

一个是静脉曲张学说，已被医学界认可一百余年。该学说认为，久坐、久站、怀孕、食辣、便秘等原因使得肛门部正常的静脉丛发生病变（扩张、屈曲、融合），从而出现便血、脱出、坠胀等痔疮的表现。

另一个是比较新的学说，即肛垫下移学说。该学说认为，肛门部有个正常组织叫肛垫，各种原因，尤其是便秘努挣，使得肛垫下移、充血，就出现了痔疮，表现为便血、脱出等。

3　如何预防痔的发生？

根据病因，可以指导如何预防痔的发生。比如，尽量不要久坐、久站，少吃辣椒。调理好大便，保持大便规律，尽量不要干燥，不要努挣。另外，也要注意不要拉肚子。怀孕时，注意肛门部卫生，保持肛门局部干燥等。做好这些可以在一定程度上预防痔的发生。

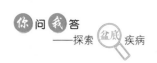
4 **得了痔会有什么症状呢?**

俗话说,十人九痔。可见,痔是肛肠科的常见病、多发病。得了痔会有什么症状呢?

(1)内痔:会出现无痛性的便血,鲜红,或手纸有血,或滴血,或喷血。需要注意的是,直肠癌的便血也是无痛性的,一般还伴有排便习惯的改变,多为脓血,暗红色。内痔还可能出现肛门肿物脱出、瘙痒、潮湿,如果嵌顿,会出现坠胀、疼痛不适。

(2)外痔:会出现肛门有肿物,血栓外痔的肿物还会伴有疼痛,破溃后有出血。炎性外痔会出现肛门潮湿。另外,肛门有便后擦不干净的情况。

(3)混合痔:内痔和外痔的症状都会出现。

5 **外痔分为哪几类?**

外痔分为赘皮外痔、静脉曲张性外痔、炎性外痔和血栓外痔四种。这些外痔的特点如下。

(1)赘皮外痔:又称为结缔组织外痔,一般比较疏松、柔软。这种外痔的特点是肛门周围有柔软的团块,很多时候是排完便擦屁股的时候摸到的一个软软的小疙瘩,在肛门四周任何地方都会出现,柔软不痛,有时候会引起肛门周围的潮湿、瘙痒。

(2)静脉曲张性外痔:一般是在久坐久蹲后出现的肛门周围的柔软的静脉团块,它的特点是起身结束排便时,这个团块会明显变小或者消失。

(3)炎性外痔:是由赘皮外痔发展而来的。当赘皮外痔发生炎症的时候就会出现皮紧光亮的特点,类似于充血,而且会伴随疼痛,原来的赘皮外痔是深褐色的,而炎性外痔的颜色会变得粉红或者发白一些。

(4)血栓外痔:是一种急性病、多发病。诱因可能是吃了一顿火锅或者大便干燥努挣引起,会有一个小疙瘩,摸上去说硬不硬,说软不软,里面有绿豆或者黄豆大小的硬结,有点痛,颜色有些青紫。

6 血栓外痔的特点是什么？

血栓外痔是肛肠科的一种常见病，具有发病急、起病快、疼痛等特点，多因大便努挣或剧烈运动等，肛门部静脉内膜破裂，血溢于内膜与外膜之间形成血栓。预防血栓外痔要做到：保持大便通畅，避免努挣；忌辛辣；保持肛门部清洁，手纸宜柔软等。血栓外痔不会癌变。在临床上，血栓外痔应与肛周脓肿初期、肛门尖锐湿疣等相鉴别。

7 血栓外痔如何治疗？

血栓外痔的治疗主要分为两种，一种是保守治疗，另一种是手术治疗。

（1）保守治疗：采用活血化瘀、清热解毒的中药，局部熏洗坐浴；或肛门塞痔疮膏、痔疮栓，再结合口服活血化瘀的中药和改善静脉淋巴回流的西药治疗。一般来说，保守治疗不易将外痔消除，用药后一周左右疼痛会消失或者明显减轻，但是临床上大部分患者在一个月左右复诊时，外痔还在，只是变小了一些。

（2）手术治疗：先要进行心电图检查，评估一下身体情况，如果身体情况允许，可在局麻状态下于外痔处做一个梭形的小切口把血栓剥离出来。手术治疗可迅速去掉血栓使肛缘皮肤平整，但是会有伤口，需要定期换药，一般间隔 2 或 3 天换药一次，伤口的痊愈需要 15 天左右。血栓外痔的手术治疗方法有血栓外痔剥离术和血栓外痔挤压术等。

当然，选择保守治疗还是手术治疗，需要根据患者的具体情况具体选择，也可以先保守治疗一段时间，如果效果不佳再考虑手术切除。

8 内痔分为几期？

内痔的主要症状是便血和脱出，根据这两个主要症状将内痔分为一、二、三、四期。

一期内痔只有便血没有脱出，或者滴血，或者手纸带血。

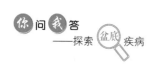

二期内痔便血量不多,大便的时候有东西脱出来,便后就自行回去了,不用手送。

三期内痔也有便血,量不多,大便的时候有东西脱出,便后需要用手将其送回,或者休息一会才能慢慢回去。

四期内痔主要是脱出,脱出物不能自行回去,用手也送不回去,或者送回去一走路又出来了。

9　内痔便血用不用做手术?

内痔便血一般不用手术,至少手术不是首选的治疗方案。一般情况下先保守治疗,忌辛辣食物,保持大便正常,然后肛门塞痔疮栓、痔疮膏进行止血。另外,根据情况,还可以口服云南白药胶囊或者槐角丸来进行治疗。

如果用药3~5天后或者1周后还是便血,尤其是喷血,这时就要注意了,因为有些人可能会因为痔疮出血引起贫血,应及时找肛肠医生检查并采取相应的治疗。

10　所有的痔疮都需要手术治疗吗?

民间有"十人九痔"的说法,而科学的调查统计发现,实际上没有那么多,"十人五痔不到六痔"的说法更为准确。

经常有患者问:医生,是不是所有的痔都需要手术? 当然不是。如果只有便血或轻微的脱出,可自行还纳,可先行保守治疗。治疗3~5天不见缓解,再考虑手术治疗。以下3种情况应选择手术治疗。

(1)如果血栓外痔突然肛周疼痛、肿物突起,应首选手术治疗,因为保守治疗效果过于缓慢。

(2)如果痔脱出后嵌顿,坠痛难忍,应尽快到医院肛肠科手法还纳。如果无法还纳,应尽快行手术治疗。

(3)如果便血严重,喷血,时间长,有贫血、乏力时,应尽快手术。

11 痔疮出血会引起贫血吗?

临床上经常会见到因痔疮出血引起的各种贫血。通过血常规中的血红蛋白,大致可判断贫血的程度。正常人血红蛋白在115~150g/L。血红蛋白在90~115g/L,为轻度贫血;在60~90g/L,为中度贫血;在60g/L以下,为重度贫血。中、重度贫血时可表现为面色萎黄或苍白无华,唇色、指甲颜色变淡,甚至头晕、乏力、疲倦等。如行痔疮手术,可能需先输血治疗后再行手术治疗。否则,手术和麻醉风险都会加大。

12 哪种痔疮栓比较好?

痔疮栓一般分为以下三类。

第一类是以中成药为主的栓剂,如马应龙麝香痔疮栓、肛泰栓、普济痔疮栓、熊胆栓等。

第二类是止痛类的栓剂,如吲哚美辛栓、美辛唑酮红古豆醇酯栓、双氯芬酸钠栓等,是以西药止痛成分为主的栓剂。

第三类是消炎类的栓剂,如甲硝唑栓,它一般是妇科用药,但是肛肠科也可以用,同样具有消炎的作用。

哪一种栓剂比较好呢? 这就要看患者的主要症状是什么了? 如果是便血,中成药的栓剂就可以;如果是以疼痛为主要症状者,建议选用含有西药止痛成分的栓剂,如美辛唑酮红古豆醇酯栓、双氯芬酸钠栓、吲哚美辛栓;如果是术后肛门部有炎症时,可以用甲硝唑栓起到消炎的作用。

需要提醒的是,使用这些栓剂一定要注意,如果是自己选用的话,使用3天症状不缓解的,应及时到医院肛肠科就诊,以便明确诊断,然后对症用药,避免延误病情。

13 痔疮会遗传吗?

目前,循证医学没有证据表明痔疮是一种遗传病,换句话说,痔疮不会遗传。

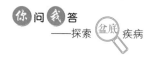
　　那为什么有些人会有痔疮是遗传病的想法呢？可能是因为痔疮的发病率比较高吧！痔疮的发病率占到正常人群的56.1%左右，有的家庭成员中可能有好几位成员有痔疮，看似遗传，但其实并不是遗传病。痔疮的高发病率，主要与久坐久站、固定体位、爱吃辣椒、大便不通畅、妊娠压迫下腔静脉等有关。

14 没有症状的痔，用不用治疗？

　　没有症状的痔不用治疗。

　　肛垫下移学说认为，没有症状的痔是人体的一个正常组织，也就是肛垫，这个肛垫就像我们的门垫、窗户的窗垫一样，起到了一个缓冲、密闭的作用。如果没有影响正常的生活和工作，是不必要治疗的；如果肛垫出现了病理性充血和移位，出现了症状，如便血、脱出，这个时候我们称之为痔，就需要治疗了。

15 嵌顿痔早期患者如何自我判断？

　　嵌顿痔是内痔的四期，是指内痔脱出来后，不能自行或用手送回去，很快会出现内痔的充血、坏死、糜烂，形成血栓，常伴有坠胀、疼痛难忍，严重的还会出现排尿困难。另外，嵌顿痔常常伴有相应部位的外痔，可引起外痔的瘀血、水肿、血栓形成。根据嵌顿痔的特点，进行初步自我判断后，一定要及时到医院肛肠科就诊，不要犹豫。

16 嵌顿痔能否及早预防？

　　答案是可以的。内痔的前三期加强注意，及时治疗，就不会发展到四期（嵌顿痔）了。换句话说，嵌顿痔大多是拖出来的病。患者往往之前就有脱出的表现，或因便秘，或因腹泻等。前期做好防治，一般都不会发展为嵌顿痔。

注意:在临床上,环状混合痔嵌顿应与直肠脱垂相鉴别。

17 嵌顿痔形成的血栓怎么治疗?

嵌顿痔形成的血栓的主要表现是自觉肛门有肿物、疼痛,有的患者疼痛难忍,影响工作、学习,甚至无法睡觉,而有的患者疼痛比较轻,可以忍受。如果疼痛难忍,影响到生活、学习、工作了,就要首选手术治疗。如果疼痛可以忍受,基本上不影响工作、学习和生活,一般可以先保守治疗一段时间,如中药熏洗、敷药、塞药等。若效果不好,再选择手术治疗;若效果好,继续用药。当然,这些都要在肛肠科医生的指导下进行治疗。

18 肛门肉球是内痔还是外痔?

从肉眼看,外痔位于齿线以下,齿线以下是皮肤,所以外痔的颜色跟肛周皮肤的颜色相近或者是相同,呈黄褐色、黑褐色。内痔在齿线以上,齿线以上是黏膜,所以内痔的颜色与黏膜颜色接近,呈鲜红色或者紫红色。一般肉眼可以大概区分开,如果区分不开,建议前往医院诊治。

19 肛周肉块无不适,需要手术吗?

如果肉块一直在肛门外,一般考虑是外痔,不痛、不痒、不出血就可以不用管它。当然,也可以做手术把它切掉。如果肉块是从肛门内脱出来的,这种情况有四种可能,一是内痔的脱出,二是肛乳头肥大的脱出,三是低位直肠息肉的脱出,四是直肠脱垂。如果属于这四种情况,建议还是采取手术治疗。

20 混合痔伴血栓外痔,什么术式较好?

(1)如果患者以肿物脱出为主要症状,脱出比较严重,又合并血栓外痔,建议选择经典的外剥内扎术,在此基础上行内痔注射术、亚甲蓝神经阻滞

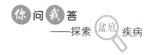

术,可以增加疗效,减少并发症。

(2)混合痔症状不严重,脱出、便血不明显,只是近期突发血栓外痔,可以简单地处理一下血栓外痔,行血栓外痔剥离术就可以了。

21 环状混合痔怎么治疗?

环状混合痔的痔组织过大时,会刺激肛门口、齿线处出现憋胀、下坠感、异物感。所以,出现这种肛门口的憋胀,多考虑是由环状混合痔引起的,建议择期手术。

22 有痔疮脱出,想备孕,怎么办?

有痔疮脱出者,如果计划怀孕,建议尽快行手术治疗,3个月后再怀孕。因为伤口愈合需要1个月左右的时间,3个月后怀孕更为稳妥。如果计划3个月内备孕或者怀孕,建议先怀孕。临床上,一般妊娠5个月左右,随着子宫的不断变大,会压迫下腔静脉,使痔疮复发或加重,如水肿或出现一些疼痛,甚至有些内痔脱出来回不去。

妊娠期混合痔的治疗方法主要有保持大便通畅、多喝水、多吃蔬菜,还可以热敷、中药外洗等。如果出血多,疼痛严重,脱出坏死严重,也可在确保胎儿安全的前提下,行手术治疗。

23 二期内痔需要硬化剂注射治疗吗?

二期内痔的特点:一般有便血,或者没有明显的便血,但是有脱出,便后可以自行还纳。

硬化剂注射治疗是二期内痔常用的治疗方法,它的主要原理是把硬化剂注射到痔核内黏膜下层,引起无菌炎症,使内痔纤维化;减轻其出血,使内痔痔核萎缩,减轻其脱出的症状。硬化剂注射治疗在临床上很常用。因为是硬化剂,所以注射在黏膜下层安全性比较高。

但硬化剂注射治疗是药物的注射治疗,毕竟疗效有限,需要观察后期的疗效,或者配合套扎、结扎治疗。所以,二期内痔可以用内痔硬化剂注射治疗,另外患者平时还要忌口,在内痔还纳后要做提肛运动,增强其疗效。另外,要定期观察,看有没有复发。

24 混合痔、肛乳头肥大、肛裂必须手术治疗吗?

混合痔、肛乳头肥大、肛裂患者就诊时,很多是以疼痛、肛门肿物脱出为主要症状的,如果疼痛难忍,建议尽早行手术治疗。如果疼痛比较轻微,不出血,可以先保守治疗一段时间,如中药熏洗、敷药、塞药等。如果效果不佳,发病频率增加,就需选择手术治疗了。

25 PPH 术是什么?

PPH 术,中文名称是痔上黏膜环切钉合术,是对环切痔上约 3cm 宽的黏膜及黏膜下组织进行断端吻合,使脱出的肛垫复位到正常位置,以消除脱出症状,同时,切断痔的血液供应,使痔萎缩,消除出血症状,从而治愈混合痔。PPH 术是在"肛垫下移学说"的理论基础上设计的手术方式。该理论认为肛垫是人体的正常组织,像门窗垫一样,起密封作用,当肛垫出现病理性充血和下移时,就会形成痔。

26 PPH 术适用于哪种痔?

PPH 术适用于以脱出和便血为主要症状的混合痔(三、四期内痔),也适用于直肠黏膜内脱垂型便秘。

27 PPH 术的优势和不足之处是什么?

PPH 术是治疗痔的手术方式,对于以脱出和便血为主要症状的痔的缓解率高。因完成手术需一次性吻合器,费用较高。另外,有引起肛门直肠狭窄、顽固性肛门坠痛、钛钉脱落延迟等风险,近期复发率相对经典手术较高。

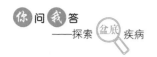

28 TST 术是什么?

TST 术,中文名称是选择性痔上黏膜切除术,是针对 PPH 术的改进型手术,能有效避免肛门直肠狭窄的发生。

29 PPH 术是否还在应用?

PPH 术在国内开展二十余年来,经临床医生的反复验证,有逐渐衰退的倾向,越来越多的肛肠医生开始回归经典手术。国外医生治疗痔的手术也是以经典外剥内扎术、套扎术为主。

30 "四联术"治疗环状混合痔的技术成熟吗?

"四联术"是将传统和现代肛肠技术有机结合起来,起到"一加一大于二"的治疗效果的。其中,外剥内扎术在临床应用已有一百多年的历史;内痔注射术是具有中医特色的微创疗法;亚甲蓝神经阻滞术在临床应用也有三十余年的历史;再融入皮桥拉伸固定术,可以在一定程度上解决环状混合痔术后皮桥水肿的棘手问题。

31 中药熏洗疗法及其功效是什么?

中药熏洗疗法是运用中药制剂熏洗肛门及周围,使中药借助水和热直达病灶及伤口的治疗方法。运用中药熏洗疗法治疗肛门部疾病,可疏通肛门局部气血、缓解症状、软化瘢痕、促进伤口愈合、防止术后感染、提高疗效。中药熏洗疗法适用于各种痔疮,也适用于肛瘘、肛周脓肿、肛裂、肛门湿疹等肛肠疾病及肛肠病术后。

32 中药熏洗疗法常用的药物有哪些?

中药熏洗疗法一般选用清热解毒、燥湿止痒、活血化瘀、缓急止痛等的中药,如苦参汤等。苦参汤是古人留下的经典的外用方药,在长期临床实践中疗效肯定,具有减轻术后疼痛、缩短愈合时间、促进创面愈合、减轻伤口水肿、减少并发症等的优点。

第四章　肛　裂

1 肛裂早期如何自我判断?

许多人可能有这样的经历,近期由于出差或者忙碌,或者饮食不当,出现了大便干燥,上厕所一努挣,肛门又痛(一阵一阵剧烈的痛)又便血(多数是鲜红色的血),慌忙不知所措! 如果你有这样的经历,很有可能是肛裂了。

2 肛裂的病因是什么?

肛裂主要是因为肛管压力高,肛门前、后方血供差,加之大便努挣,导致肛管前、后方的皮肤出现了裂口。

3 肛裂疼痛的特点是什么?

很多肛裂的患者,对疼痛的印象都是"刻骨铭心"的。

肛裂的疼痛,教科书上是这样介绍的——周期性疼痛。所谓的周期性疼痛是指患者在大便的时候肛门会有撕裂样的疼痛,稍过几分钟又会出现一阵阵疼痛,称为周期性肛门疼痛。这是肛裂的"专利",换句话说,只有肛裂引起的疼痛是周期性疼痛。

根据这个特点可以区别于其他肛肠疾病引起的疼痛,比如说嵌顿痔,它是持续性的疼痛,并逐渐加重。肛周脓肿的疼痛也是持续性的,而且也是逐渐加重的。

通过疼痛的特点,我们就可以作出一个初步判断,然后再针对性地咨询肛肠科医生,这样就可以少走很多的弯路。

4　为什么肛裂的疼痛是周期性疼痛呢?

肛裂的周期性疼痛要归因于肛管直肠周围的内括约肌。

当干燥的大便路过肛管的时候会撑裂肛管皮肤,就会出现撕裂样的肛门疼痛,可将肛管撕裂样疼痛称之为"炸药包"的"雷管"。然后,通过"雷管"引爆"炸药包"。这个"炸药包"就是肛管周围的内括约肌。内括约肌是不随意肌或平滑肌,不受人们的大脑支配。但是肛管皮肤的撕裂样疼痛会诱发内括约肌痉挛性收缩,所以就出现了周期性疼痛。

5　肛裂为什么会引起疼痛?

肛裂是肛管皮肤发生全层裂开的一种溃疡性疾病。齿线是直肠和肛管的分界线,齿线以下是肛管的皮肤,其由脊神经支配,脊神经对疼痛非常敏感。当肛管皮肤出现了裂口的时候,就会刺激脊神经,引起疼痛,这就是肛裂为什么疼痛的原因。

6　为什么说"十个肛裂九个大便干,还有一个是软的"?

临床上,大多数肛裂是由大便干结努挣时引起的。也有一些肛裂患者说自己大便不干燥,但肛裂老是反反复复,尤其是一些陈旧性肛裂患者,这是因为肛门内括约肌痉挛后增厚,肛管的管径相对缩小,大便不成形时还好,当大便成形时,即使达不到干燥的程度也会诱发肛裂,主要与反复肛裂或年龄大有关。

7　怎么区分新鲜性肛裂和陈旧性肛裂?

肛裂分为新鲜性肛裂和陈旧性肛裂。

新鲜性肛裂的特点是裂口颜色鲜红,基底表浅,没有病理特征(如哨兵痔和肛乳头肥大),而且发病时间短。

陈旧性肛裂的特点是梭形裂口呈灰白色,边缘增厚、唇化,基底较深,在

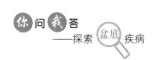
基底大多可以看到肌纤维,外面是哨兵痔,上面是肛乳头肥大,甚至可以形成浅表性肛瘘等的病理特征。

8 肛裂应该如何治疗?

肛裂确诊后,建议及时治疗。治疗包括保守治疗和手术治疗。

保守治疗可通过药物治疗,如口服润肠药及外用痔疮膏、痔疮栓,以及有中医特色的中药熏洗治疗。另外,还可通过饮食、运动调理,如多吃蔬菜和水果、多喝水、适当运动。

肛裂早期因为裂口红润、较浅,血供相对较好,通过饮食、运动调理,或者药物治疗,效果一般还是不错的。

如果通过保守治疗,效果不好,或者肛裂反反复复,久治不愈,就可形成陈旧性肛裂(裂口较深,严重地深及肌层,颜色发灰,常常出现病理征,如肛乳头肥大、哨兵痔等),此时就应采取手术治疗了。

9 香蕉可以治疗肛裂吗?

你可能会有疑问,香蕉怎么可能治疗肛裂呢?

我们先来说说肛裂的病因,门诊上肛裂患者大部分都有大便干燥、努挣的症状,大便干燥会引起肛管皮肤的撕裂从而引起肛裂,所以说大便干燥是肛裂很重要的一个诱因。而香蕉可软化大便,减少肛裂的发生或复发。但需要注意的是,选用的香蕉必须是熟透了的黄皮香蕉,它可以起到润肠通便的作用,市场上也有一些青皮香蕉,但青皮香蕉里面含的鞣酸比较多,吃了以后反而会加重便秘。所以,从软化大便的角度讲,香蕉也可以治疗或预防肛裂。

10 如何预防肛裂?

预防肛裂最主要的方法是保持大便通畅,避免努挣。其次,要及时治疗痔疮,尤其是环状痔。因为痔疮过大时会引起排便不畅,用力努挣,可撑裂肛管皮肤,从而引起肛裂。

11　肛裂会癌变吗?

一般来说,肛裂与直肠癌是两种疾病。肛裂不会癌变。但肛裂反复发作后,会引起肛乳头肥大、哨兵痔及瘘管等病变。

12　肛裂就是肛管皮肤裂了个口子吗?

肛裂是肛管皮肤发生了全层的裂开,或者是形成了梭形的溃疡,通俗点儿说,就是肛管皮肤裂了个口子,但是肛裂远远不止这些。排便时大便要经过肛管,如果大便干燥,撑裂肛管皮肤,形成裂口,导致其反复不易愈合,便可形成一个梭形的溃疡。除了梭形溃疡,还有疼痛,除了大便时疼痛,便后也会出现一阵阵的疼痛。

13　小孩会肛裂吗?

以前成人肛裂者比较多,但是近几年发现小孩肛裂者有增加的趋势,可能与以下因素有关。

(1)孩子室外、体育锻炼活动量减少,导致大便干燥,从而可引起肛裂。

(2)生活条件越来越好,孩子的饮食过于精细,也可导致大便粗、干、硬,从而引起肛裂。

(3)喝奶粉的孩子要注意多喝水,因为有些奶粉容易引起孩子大便干燥,从而导致肛裂。

作为一名肛肠科医生,建议要让孩子多喝水,多吃蔬菜、水果,多运动。

14　为什么反复肛裂会引起外痔(哨兵痔)?

反复的肛裂会引起外痔,这种外痔我们称之为哨兵痔。那么,反复的肛裂为什么会引起哨兵痔呢?

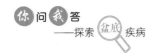

因为肛裂是肛管皮肤的梭形溃疡,两头细,中间宽,这个裂口溃疡随着肛管的扩张、收缩,反复挤压裂口,裂口下方也就是肛门外侧的皮肤边缘会逐渐增生,淋巴、静脉也会增生,逐渐形成一个突起,也就是哨兵痔。哨兵痔属于赘皮外痔或炎性外痔。

15 为什么说哨兵痔是肛裂的"放哨兵"?

哨兵痔是肛裂患者裂口远端反复受到炎症、肛管扩张撕裂,引起局部皮肤增生的一种痔疮,因其在肛裂口的远端,酷似士兵站岗放哨一般,取名"哨兵痔",也就是说,哨兵痔是肛裂的"放哨兵"。哨兵痔与肛裂关系密切,可以用来推测、诊断肛裂,尤其是陈旧性肛裂。

16 哨兵痔怎么治疗?

哨兵痔不用特殊治疗。因为它是肛裂的病理特征,换句话说,它就是肛裂引起的,一般只需要治疗肛裂就可以了。如果肛裂治好了,哨兵痔不痛不痒,可以不用处理。如果肛裂需要手术治疗,可以同时将哨兵痔切除即可,一般不需要单独处理哨兵痔。

17 肛裂除了哨兵痔外,还会引起哪些疾病?

肛裂除了哨兵痔外,还可能引起肛乳头肥大、皮下瘘等。一般把肛裂的梭形溃疡(裂口)、肛乳头肥大、哨兵痔称为肛裂的"三联征"。

18 缓解肛裂疼痛的办法有哪些?

(1)止痛药:如双氯芬酸钠缓释胶囊、氯芬待因片等解热镇痛药,可以缓解疼痛,一般30分钟到1小时起效,可以维持5小时左右。

(2)硝酸甘油乳膏:可以缓解内括约肌痉挛,减轻疼痛。该药还可以舒张血管平滑肌,有降血压的副作用。

（3）中药熏洗：选用痔瘘裂洗剂熏洗，其可以将热水的热和中药活血舒筋止痛的功效合二为一，从而起到"1＋1＞2"的功效。

（4）热水熏洗（在不烫伤的前提下，水温尽量高些）：如果没有中药，也可以单独用热水熏洗，热也可以缓解括约肌痉挛，减轻疼痛。

19　肛裂用不用手术治疗？

这个问题是很多患者经常问到的问题。一般在明确肛裂的诊断后，能用药物治疗的就先用药物，如果各种药物等保守方法都用了，效果还是不好，就该考虑手术治疗了。

注意：许多肛裂患者的发病大多与大便困难有关。所以，尽量保持大便正常才是防止肛裂的主要手段。

20　孩子有肛裂，家长应该怎么做？

作为家长，如果孩子出现了肛裂，可采取以下措施。

（1）饮食调节：如多喝水、多吃蔬菜与水果等。吃辅食的幼儿，可以将香蕉和开水混合到一起，或者吃一些果泥。

（2）锻炼排便习惯：让孩子养成每天定时排便的习惯。小孩活泼好动，家长可以给孩子买个小孩专用的漂亮的坐便椅，即使孩子不排便，也要让他每天定时坐上 3~5 分钟，尽量养成其定时排便的习惯。

（3）创造定时排便的环境：一些小孩在幼儿园不大便，回到家才大便，家长应该尽量给孩子创造一个排便的环境，定时排便。

（4）增加运动量：要让孩子多活动，一定的活动量可以促进肠蠕动，促使排便。

第五章　肛　瘘

1　肛瘘早期如何自我判断?

如果肛周肿痛、流脓,反复发作,用手一摸,肛周有条索状硬结,那就很有可能是肛瘘。

2　什么是肛瘘?

肛瘘是肛门周围形成的病理性管道,与肛管、直肠相通。典型的肛瘘由内口、外口、瘘管组成。不典型的有内盲瘘(无外口)、外盲瘘(无内口)。

3　肛瘘的发病特点是什么?

肛瘘大多由肛周脓肿破溃或切开引流后形成,与肛周脓肿关系密切。肛瘘以肛门局部反复流脓、疼痛、潮湿、瘙痒为特点,病势绵长,间歇发作。古人依据发病则脓血污水不时淋漓而下,如破顶之屋,雨水时漏,形象地将其命名为"肛漏"。男性多于女性,婴幼儿亦可发病。

4　肛瘘的病因病机是什么?

大部分的肛瘘因肛腺感染所致。中医认为,肛痈(肛周脓肿)溃后,余毒未尽,蕴结不散,血行不畅,疮口不合,日久而成漏,即肛瘘。

5 肛瘘的临床表现有哪些?

肛瘘的临床表现以肛周流脓、局部有条索状硬结为主。如局部有炎症时,可有局部的红肿热痛。肛瘘还可反复发生。

6 肛瘘需与哪些疾病鉴别?

肛瘘应主要与肛周毛囊炎相鉴别。肛周毛囊炎最初可于局部见到红肿疼痛的小结节,后逐渐肿大,出现脓栓,脱落后可自愈,有时也会形成瘘管,但病变较浅,不与肛管、直肠相通,而肛瘘与肛管、直肠相通。

7 肛瘘如何治疗?

因肛瘘的瘘管用药物无法去除,如要治愈,首选手术治疗。目前,肛瘘的手术方式主要有肛瘘切开挂线术和肛瘘切除术。一般医生对于位置较高的肛瘘,会选择切开挂线术;对于位置低的肛瘘,会选择肛瘘切除术。具体选用何种术式,在临床上,医生会根据经验和病情综合判断。

8 为什么说肛瘘切开挂线术是中医的一大创举?

早在明朝,我国的医者就开始用切开挂线术治疗肛瘘了。当时是用莞根(植物根茎)煮线,治疗肛瘘,后来逐步改进为目前的医用皮筋。用切开挂线术治疗肛瘘具有简便、经济、不影响肛门功能、瘢痕小、引流通畅的优点。

9 肛瘘术后会不会复发?

答案是有可能的,这个问题要根据患者的具体情况具体分析。

(1)肛瘘有内口的:如果手术中探查(包括探针探查、亚甲蓝染色探查)内口非常明确,定位准确,这种情况下肛瘘的复发率约在2%以下;如果内口不明确,复发率较高,约在6%以下。

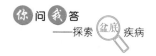

（2）高位肛瘘、低位肛瘘：一般来说，高位复杂性肛瘘的复发率要比低位单纯性肛瘘的复发率高一些。

肛瘘的罪魁祸首是内口，也就是感染的肛腺，因为齿线的一圈分布着若干个肛腺，一次治疗部分肛腺，但是其他肛腺也存在着感染的潜在风险，如果其他的肛腺发生感染，也会出现肛周脓肿，然后在后期形成肛瘘，也就出现了新的肛瘘。

10 肛瘘用不用手术治疗？

肛瘘需要手术治疗。肛瘘是肛肠科的常见病，它的发病率仅次于痔疮。手术是通过术中寻找内口、定位内口，并且准确地处理内口，打开瘘管或者剔除瘘管，从而治疗肛瘘的。所以，如果确诊是肛瘘，只有手术治疗才能治愈。

11 什么情况下，肛瘘患者可以暂缓手术？

有的肛瘘没有发作，没有明显的疼痛，只是有时候有脓液流出，没有特别的不舒服，可以暂时不做手术。但是医生建议，平时要尽可能不饮酒、不吃辣椒，尽量避免拉肚子或大便干燥，因为这些因素往往会诱发肛瘘的发作，使患者出现不适症状，如肿痛、流脓等，而加重病情。

12 肛瘘不做手术，吃什么药能治疗好？

一般吃药只能缓解症状。如果肛瘘处于慢性期，没有明显的红肿热痛、流脓等，不用吃任何药，也不必使用任何外用药；如果肛瘘出现了红肿、流脓较多等的时候，可以口服一些清热解毒的中成药或者消炎药，肛周局部也可以用清热解毒的中药熏洗、外敷。

13 肛瘘患者会发热吗？

肛瘘患者大多有肛周脓肿的病史，多是肛周脓肿的后遗症。肛瘘管道虽然反复地有脓水,但人体有自愈能力,外口会逐渐闭合,闭合后肠腔内的细菌、粪渣还会源源不断地从内口进入,进入到瘘管里面,当积存到一定量的时候,瘘管就会出现肿胀化脓,类似于肛周脓肿的症状。

之后,身体的炎症加重,炎症加重或者明显的时候会出现发热、不想吃东西、体温升高等。当脓液积聚到一定程度时,外口破溃,脓液排出体外,肛瘘就会进入一个慢性期,体温恢复正常。所以说,肛瘘患者会发热。

14 肛瘘破了,有脓血,应注意什么?

(1)戒酒:尽量少喝酒,如啤酒、白酒和含有酒精的饮料都应该少喝或不喝。

(2)饮食忌辣:如麻辣烫、麻辣火锅都尽量少吃或者不吃。

(3)不要熬夜,不要太劳累:因为熬夜、劳累等会引起免疫力的下降。

15 确诊是肛瘘了,不及时治疗会有什么后果?

确诊是肛瘘,如果不及时治疗,肛瘘往往会反复发作,可能发展为高位复杂性肛瘘。通俗来说,瘘管就像老鼠打洞一样,喜欢朝其他部位"乱窜",可能使得原来1根瘘管变成2根甚至更多根,病情变得更加复杂。所以,一旦确诊肛瘘,建议尽早手术治疗。

16 如何判断是高位肛瘘还是低位肛瘘?

肛瘘分高位和低位。高位、低位的判断主要看外括约肌的深部。如果瘘管通过或者穿过外括约肌深部以上,就考虑是高位肛瘘。反之,瘘管或者主管位于外括约肌深部以下,就考虑是低位肛瘘。

判断高位还是低位,要交给医生,医生会根据自己的经验和检查结果进行判断。如果肛门指诊的时候发现肛管直肠环纤维化发硬,就可以考虑是高位肛瘘。如果肛管部位磁共振检查(平扫加增强)发现瘘管位于外括约肌深部以上,也可以诊断是高位肛瘘。另外,如果外口离肛缘比较远,在5cm

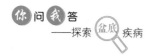

以上,高位肛瘘的可能性也会更大一些。

17 初发肛瘘的病情就一定轻吗?

初发肛瘘的病情不一定轻。因为肛瘘大多数由肛周脓肿发展而来,如果是高位复杂性肛周脓肿,后期形成的肛瘘一般是高位复杂性肛瘘。所以说,肛瘘是低位的、浅表的,还是复杂的、高位的,一般取决于肛周脓肿的病情,与是不是初发关系不大。

18 为什么有的肛瘘不能直接用手术刀切开呢?

人体能控制住大便,主要依靠肛管直肠环。肛管直肠环是由肌肉组成的一个环状组织,包括肛提肌的耻骨直肠肌、内括约肌和外括约肌的浅部、深部、联合纵肌。如果是低位肛瘘,可以用手术刀直接切开,不会影响肛门的功能。如果瘘管穿过了部分肛管直肠环,这时候就不能用手术刀直接切开了,直接切开很容易出现肛门失禁,而切开挂线术比较好地解决了这个问题。低位瘘管切开以后,高位部分可以挂线。此外,低位复杂性肛瘘有多个内口的,可以将一处切开,其他处选择挂线,以保护括约肌。

19 切开挂线术会导致肛门失禁吗?

切开挂线术可用于治疗单纯性或复杂性的高位肛瘘,还可用于婴幼儿肛瘘、需要切开两处以上的低位肛瘘。临床上,切开挂线术主要是用皮筋挂线,通过皮筋的勒割作用使瘘管部分的肛管直肠环缓慢地切开、切断。挂线的最终目的是要把肌肉切开、切断,但需要通过 1 周、2 周,甚至更长的时间缓慢地将其勒割切断,在这个缓慢切割的过程中,肌肉的断端会与周围组织发生粘连,就不会出现手术刀几秒钟切断而导致失禁的现象。所以说,切开挂线术是减少肛门失禁发生的方法之一,但它并不是百分之百地能够避免失禁,只是相对手术刀切开、切断减少了肛门失禁发生的概率。

20 〉 怎么判断肛瘘是单纯性的还是复杂性的？

根据内口、瘘管和外口的数量，如果有一个外口，就是单纯性的；如果有两个或者两个以上外口，就考虑是复杂性的。同样的道理，如果摸到肛门周围有一个瘘管，就是单纯性的；如果瘘管像树枝一样分叉，有分支，有支管，那就是复杂性的。另外，如果在其他的点位有条索状的管道，也肯定是复杂性的。也就是说，两个或两个以上内口、瘘管或者外口都是复杂性的肛瘘。当然，单从内口，一般人都判断不了，只有医生通过磁共振检查或者手术中探查找到内口，才能确定内口的数量。所以，常规可以根据外口和瘘管的数量来判断是单纯性肛瘘还是复杂性肛瘘。

21 〉 肛裂引起的浅表瘘，保守治疗可以吗？

浅表瘘是肛瘘的一种。约 10% 的肛裂患者会出现浅表瘘，出现浅表瘘时，浅表瘘可按照肛瘘的治疗原则来治疗，首选手术治疗，也可以保守治疗。保守治疗的作用主要是缓解肛裂的疼痛、便血，减轻浅表瘘流脓、红肿的症状，只是减轻症状，但是瘘管是去不掉的。所以，浅表瘘可以保守治疗，但是根治的办法还是手术治疗，这样治疗才能彻底。

22 〉 有没有一个外口、多根瘘管的肛瘘？

临床上是有的。典型的肛瘘是一个外口、一个内口、一根瘘管，但每个患者肛瘘的瘘管情况都不太一样。如果肛周有一个眼儿的话就是外口，然后朝肛门方向摸的时候，有一个主管道我们称为主管，用手指指诊的时候或者在做彩超的时候，有时会发现这个管道有分叉，就像树枝的分叉一样，一个、两个或更多，临床确实有这种情况存在。

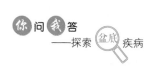

23 内盲瘘是什么？

临床上还有一种肛瘘，没有外口，只有内口和瘘管，我们称之为内盲瘘。有的患者，之前肛门肿过，但是没有破，没有流过脓，后来慢慢就好了，好了以后留下了硬结，医生指诊的时候能摸见条状管道，而且这个条状管道是通向肛内的，但是没有外口，这就是内盲瘘，只有内口、没有外口的瘘管。

所以，肛瘘有时候很复杂，它就像老鼠打洞一样，没有规律。

24 肛瘘都需要挂线吗？

不是所有的肛瘘都需要挂线。什么样的肛瘘需要挂线呢？

一般情况下，如果是高位肛瘘，瘘管穿过了肛管直肠环，或者是在肛管直肠环以上，我们就不能切开了，切开的话就会损伤肛管直肠环，导致大便失禁。这个时候我们就需要采用挂线，或者挂皮筋，或者勒割挂线，或者松弛挂线。低位单纯性肛瘘可直接打开，或者直接将主管切除掉。低位复杂性肛瘘，如果瘘管位置不高，有两根或更多管道，这个时候只能是一个管道切开，其他的管道挂。挂线的原则为了减少对括约肌的损伤，尽可能地保护我们肛门的功能。

第六章 便 秘

1 便秘的分型有哪些?

便秘一般分为出口梗阻型便秘(简称梗阻型)、结肠慢传输型便秘(简称慢传输型)和混合型便秘。

梗阻型便秘的症状是大便质软,有梗阻感,欠通畅,排便不尽感。辅助检查为排粪造影。

慢传输型便秘的主要表现是便意减少或无便意,伴腹胀,大便干结。辅助检查为结肠慢传输试验。

混合型便秘的症状,上述两者兼有之。

2 便秘了,该咋办?

第一,便秘是一种疾病。偶尔的一次便干或排便困难,您可以忽略它。如果是经常的便干,或便不干,但排便困难,那您就要接着往下看了。

第二,对于长期反复便秘的患者,要问一下自己在以下 8 个方面做到了没有。

(1)多饮水。尤其是晨起一杯水,白开水、淡盐水、蜂蜜水都可以,饮料、茶水不行。要大口快喝,激活胃肠反射,促进大肠集团蠕动,促进排便。

(2)多进食各种时令蔬菜、水果。香蕉一定要吃成熟的,因青皮、发硬的香蕉内鞣酸含量高,反而会加重便秘。合并糖尿病的患者水果要限量。

(3)多吃粗粮,避免饮食过于精细。

(4)坚持适当运动。每天 30 分钟,走路,慢跑,力所能及的运动均可以。

(5)摩腹。坐位、平躺均可,平卧最佳,以右手掌根紧贴腹部皮肤,绕脐

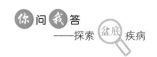

顺时针按摩,力度以带动皮下肌肉为度。每次5~10分钟,次数不限,多多益善。

(6)每天用温水坐浴一次,时间为5~10分钟。

(7)晨起要蹲厕,不管想不想都要蹲。时间以5分钟之内为最佳,不要超过8分钟,更不要玩手机、看报纸。

(8)尽量不要强忍排便感。

第三,如果您的回答是"是,做到了。"那么,您就需要到肛肠科就医了。

第四,肛肠科的常规检查有肛门指诊、肛门镜、肠镜、排粪造影、结肠慢传输试验等,一般前两项不需预约,后三项需预约。

第五,泻药不能长期喝,尤其是番泻叶、芦荟及含大黄的各种中成药。服用泻药病情好转后,要及时停药。

便秘的治疗需要患者对日常生活的重视和医生的悉心治疗相配合,才能取得好的疗效。

3 发生粪嵌塞了怎么办?

如果发生粪嵌塞了,用开塞露、盐水、肥皂水灌肠作用不大时,可以行人工辅助通便,具体操作要点如下。

患者取侧卧位,家属右手带一次性医用薄膜手套(药店均有售),食指涂抹香油(起润滑作用,以减少对肠黏膜的损伤),告之患者后,食指缓缓进入肛门,确认有干硬类便后,缓缓将其弄碎后,缓缓取出。

4 患者便秘时用蹲便好还是坐便好?

对于大便的排出而言,蹲便比坐便更胜一筹,这是为什么呢?这就要提出人体的一个解剖名词——肛直角了。

直肠长约15cm,肛直角把直肠分成了两部分。在蹲便排便的时候,这个肛直角变成了钝角;但是在坐便排便的时候这个肛直角就变成了小于90°的锐角。所以,蹲便比坐便更有利于排便,这就是其原因。现在大部分家庭都是坐便,将坐便拆了全部换成蹲便也不现实,所以给大家一个建议,就是在坐便排便的时候脚下可以踩一个 15cm 的小板凳,这样就可以使肛直角变成钝角了,以利于大便的排出。

5 便秘患者,排便的最佳时间是什么时候?

之前聊过排大便一定要打速决战,而不是打持久战。有患者问我,我想打速决战,可就是排不出来怎么办?

下面我给大家科普一下排便的两个最佳时间。

一个是晨起后。晨起后人体由平卧位转为直立位,这个时候就会促进大肠集团蠕动,迅速地将大便由肛门排出。大肠的集团蠕动是人体很重要的一个蠕动,所以我们要抓住这一时机。

第二个是进餐后。因为人体有胃肠反射,进食后会引起大肠集团的蠕动,就会引起上厕所的冲动。胃肠的这种生理反射在儿童时期尤为明显。如有的孩子一吃饭就想上厕所,就有大便的感觉。有些人成年以后胃肠反射就会减弱,但有的还会存在。

6 开塞露你用对了吗?

众所周知,在缓解便秘或腹胀方面,开塞露起到了很大的作用。目前,市面上的开塞露以甘油为主,主要是通过改变直肠的渗透压,使直肠释放水分,进而刺激直肠引起强烈的排便的感觉。

开塞露的类型主要有去帽式和剪口式两种。去帽式是把帽去掉就可以直接使用了;剪口式则要用剪子剪开口,一定要剪光滑些,以免损伤肛管皮肤。让便秘者取左侧卧位,屈髋屈膝,然后将开塞露在肛门口上挤上少许药液,起到润滑药管的作用,之后将开塞露缓慢塞入肛门大约 3cm,将储存液的球部挤扁,使药液全部挤入。让患者等待 3 分钟左右,或者以患者有排便的感觉为准,这时候效果会比较好。

当然,也有用了开塞露以后效果不好的,患者没有排出大便的感觉,这个时候建议您戴一个无菌手套,在肛门口先局部按摩一下,使括约肌松弛,

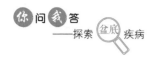

再将抹上香油的食指伸入肛门,摸一摸看看是否有干燥的大粪块,如果有,用食指把大粪块弄碎成小粪块,再用开塞露的效果就会好很多。

7 哪些人需要做结肠传输试验呢?

结肠传输试验是让患者口服标志物,连续3天定时拍摄X线片,通过观察标志物的位置,判断大肠的蠕动传输功能是否正常。

那么,哪些人需要做这个检查呢?主要是便秘患者,尤其是2~3天或者1周左右,甚至更久时间才排便一次的患者。

8 结肠传输试验要怎么做呢?

可以去医院挂号或者微信公众号预约等,去找肛肠科医生先指诊检查一下看是否需要做结肠传输试验,如果需要可以门诊开单预约做检查。注意:做结肠传输试验的目的主要是了解大肠的蠕动功能是否正常,所以做此检查之前不建议服用任何泻药,尤其是刺激性泻药。因为泻药可以加快结肠的蠕动,从而干扰结肠传输试验的结果,使结果变得不准确,所以在检查前3~5天内不要吃任何的泻药。

9 排粪造影是怎么回事儿?

排粪造影是将钡剂或其他显影剂通过肛门灌注到直肠和乙状结肠,然后让患者坐在一个专用的马桶上排便,在排便过程中会拍摄几张X线片,通过排粪过程中几个关键时刻的造影,可以判断一些疾病,比如直肠前突、直肠黏膜内脱垂、乙状结肠冗长等,尤其是直肠前突和直肠黏膜内脱垂是在平时发现不了或者是不易发现的疾病,在排便的过程中才会露出它们的真正面目。排粪造影主要用于诊断便秘,为便秘的分类做参考,非常重要。

排粪造影一般需要到肛肠科挂号,开检查单。在此之前,医生一般会做肛门指诊和肛门镜,看一下是否需要做排粪造影,再决定是否继续下一步治疗。

10 哪些人需要做排粪造影？

如果老是便秘或者老是觉得大便不通畅，到了肛门口有堵塞感，好几天才上一次厕所，有这些表现的患者应该做。做排粪造影检查之前没有特殊注意，做之前尽量排空大便就可以做此项检查了。

11 粪便是由哪些物质组成的？

一般来说，粪便的组成按六四分，六成是水分，另外的四成是粪便的固体，固体的 1/3 ~1/2 是细菌，当然，这个细菌是失活的，就是死亡的、没有生命力的细菌，另外还有部分固体是黏膜的脱落细胞、被分解的纤维素和脂肪，以及一些无机盐等。

12 大便软也会是便秘吗？

门诊上经常会碰到一些患者，找医生看病，给她确诊了便秘，她会问："医生，我的大便不干，是软的，你为啥要给我诊断是便秘？"

出口梗阻型便秘患者的肠蠕动功能是正常的，它可以将大便推到肛门口，但是肛门口发生了问题，表现为排便不通畅，有堵塞感、梗阻感，用力排便可以排出，但是像挤牙膏一样。如直肠前突、直肠黏膜内脱垂等引起的便秘，大便一般都质地较软，不干燥，但是就是不好排出，有排便不尽感。

所以说，虽然大便质地较软、不干，但是有肛门口的局部病变，也属于便秘的一种。这类患者建议先做肛门指诊、肛门镜检查，然后再进一步做排粪造影，以便明确诊断。

13 直肠黏膜内脱垂也会导致便秘吗？

是的。直肠黏膜内脱垂属于便秘的一种，严格地讲属于出口梗阻型便秘的一种。

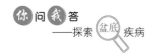

直肠黏膜松弛以后，会堆积在直肠壶腹和肛门口，引起大便不通畅，有点像挤牙膏一样，就会有肛门的堵塞感、不畅感。

我经常给患者讲，直肠黏膜本来就是松的，后由于出现了排便的不通畅，或者努挣、久坐这些行为后加重了直肠黏膜的松弛。但是内脱垂不会脱垂到肛门外面，脱到了肛门外面就形成直肠脱垂了。

14 直肠黏膜内脱垂和直肠前突怎么治疗？

直肠黏膜内脱垂和直肠前突是出口梗阻型便秘的一种。在治疗上，一般不首选手术治疗，应首先从生活、饮食、起居调整开始，然后补充益生菌，第三可以选择一些渗透性泻药或中草药，以起到进一步软化大便及通便的作用，还可以采用中医辨证辨病的方法治疗，如肺脾阳虚、肺脾气虚的可以给予一些补肺健脾助阳、行气通便的药物，热结肠燥的可以加一些润燥、清热、通便、滋阴行气的药物进行治疗。

一般保守治疗3~6个月，如果便秘症状没有明显缓解，或者是反复发作，患者很痛苦，这个时候就要选择手术治疗了。但手术不是万能的，有的患者做完手术效果好，有的效果不好，还有的人做完手术后，短期内几个月或一年内效果挺好，但后面又复发了。

15 老有便意，为什么就是排不出？

老有便意，就是排不出来，这种感觉用一个词语描述就是肛门坠胀。

肛门坠胀的原因有很多，肛肠疾病、妇科疾病、腰椎间盘突出症、神经症等都会引起。常见的有以下几种情况。

第一种情况是大便不通畅，确实有便秘方面的问题。因为排便不干净，老是有残留的粪便刺激排便感受器，总是觉得有便意，但是大便量少却又排不出来。

第二种情况是直肠、乙状结肠部位的息肉、肿瘤等，也会出现肛门坠胀感。

第三种情况是肠炎，一般有大便次数增多，脓血便，肠道的炎症，最常见的就是溃疡性结肠炎或者直肠炎引起的肛门坠胀。

另外，比较大的肛乳头肥大、内痔也会引起肛门坠胀，因为肛乳头肥大就在齿线处，排便感受器在齿线附近的括约肌间，大的肛乳头肥大、大的内痔都会刺激肛门出现肛门坠胀感。

因此，遇到这种情况的患者建议先到肛肠科检查一下，做基本的肛门指诊和肛门镜检查，必要时可以做肠镜检查。

16　大便干得像石头，排不出来，怎么办?

这种情况多见于两种人：一种是老年人，久卧床或行动不便的，这类人是最多见的；第二种是因为某件事，或者是出差，或者是家人住院，要长期陪护，这种饮食、生活起居发生变化的时候，就容易出现大便干得像石块，排不出来。

出现这种情况，可采取以下方法。

遇到第一种情况的时候，建议家属到药店买一个（双）乳胶手套或一次性薄膜手套，戴上手套，食指涂少许香油起润滑作用，然后指诊直肠的下段、肛门里面，看有没有干硬粪便？确实有（干硬便）的话，这个时候顺势用戴上手套的手指把大便块搅碎，然后打两支或三支开塞露，如果还排不出来，这个时候一定要找肛肠科医生帮忙了。

第二种情况，如果患者感觉或者怀疑大便干得排不出来，建议尽快到正规医院的肛肠科找医生看一下。出现这种情况的患者以后就要注意了，如果遇到出差或者有饮食、生活习惯改变的时候，就要有意识地多喝水，多吃蔬菜、水果，自我调节一下，以免再出现类似情况。

17　经常便秘的原因有哪些?

（1）从我们日常的生活起居、饮食来考虑。比如说最近是不是喝水少了？是不是吃蔬菜、水果少了？是不是运动少了？是不是压力大、精神紧张？

（2）内分泌的一些疾病。如甲状腺功能减退症（甲减），会引起便秘、脱发等。

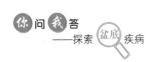
（3）肠道的一些疾病。如大的息肉、大的肿瘤引起肠腔的不通畅或狭窄,出现了一些完全性梗阻或者不完全梗阻,就会导致排便困难或便秘的一些症状。

（4）肛管直肠狭窄的问题。如女性患者直肠前突,直肠黏膜内脱垂、内括约肌失迟缓综合征、耻骨直肠肌综合征等。还有肛门部的疾病,如环状混合痔,痔体过大,也会出现排便不通畅、便秘;再有就是肛裂,患者因惧怕疼痛而不敢上厕所,时间一长,就会大便干结等。

（5）药物原因。失眠、焦虑,要口服镇静、抗焦虑、改善睡眠的药物,如地西泮、艾司唑仑等。幽门螺杆菌阳性患者,要口服果胶铋、呋喃唑酮等。这些药物均可导致便秘。

第七章　其他盆底疾病

1　什么是肛乳头肥大？

肛乳头肥大（瘤）是位于齿线处的肛乳头（先天就有）因粪便刺激或感染变大、变硬，底呈红色，尖为灰白色，小则米粒大小，大则乒乓球大小，有蒂。

肛乳头肥大（瘤）一般是不会癌变的，但如果确诊，一定要尽早切除；或定期复查，如果变大，就要及时切除，送病理检查了。

2　肛乳头肥大（瘤）与大肠息肉的区别是什么？

大肠息肉是大肠黏膜表面突向肠腔内的隆起物，有的有蒂，有的广基。大肠息肉以直肠和乙状结肠多见。

肛乳头肥大（瘤）与大肠息肉的不同之处主要有以下三点。

（1）生长的位置不同。肛乳头长在齿线处（肛门口附近），息肉长在大肠的黏膜上。

（2）颜色不同。肛乳头多为灰白色。而息肉表面为黏膜，多偏红，基本与黏膜颜色相同。

（3）预后不同。肛乳头基本不会癌变。息肉有癌变的可能。

3　肛乳头肥大用中药熏洗有用吗？

答案是用处不大。

肛乳头肥大是长在齿线附近的一个圆锥体的乳头状的增生物，它的表面覆盖皮肤纤维，长得比较慢，质地较韧。用中药熏洗效果不好。

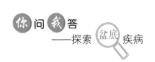

4　肛乳头肥大用不用治疗？

一般是不用治疗的，只要定期复查，比如说半年或一年做一次肛门镜检查，看有没有明显变大。当然，也可以治疗。临床上，小的可电凝；大者或带蒂者可从基底结扎后，切除即可，后送病理检查。

5　肛乳头肥大和肛乳头瘤如何区分？

肛乳头长在人体消化道末端肛管处的齿线附近，呈锥形，表面附着皮肤纤维，所以颜色是灰白色的，质地较韧，不出血，后期随着大便和炎症的刺激，会逐渐增大，这称之为肛乳头肥大；如果继续增大，会发展成肛乳头瘤。换言之，肛乳头肥大和肛乳头瘤是一种疾病，并且是良性居多的疾病。

那么肛乳头肥大和肛乳头瘤如何区分呢？

一般来说，在肛门内不能脱出来的是肛乳头肥大；若大便或平时走路时会脱出肛门，或是肛门外能看到的，并且能用手送回去的，则称之为肛乳头瘤。

临床上见到的肛乳头肥大或者是肛乳头瘤，一般如绿豆、黄豆或者花生豆大小，笔者自己见过最大的则如乒乓球大小，并且所有的病理检查都是良性的，所以说，这是一种良性居多的疾病。

总而言之，肛乳头肥大不能脱出肛外，肛乳头瘤能脱出肛外，这就是二者的区别。

6　骶尾部藏毛窦是什么？

骶尾部藏毛窦是指长在骶尾部（尾巴骨处）皮肤的含有毛发的窦道。其主要表现为骶尾部皮肤局部增厚或发硬（慢性期），红肿，流脓（急性期）。该病好发于青年，平均年龄为 20 岁，故又称屁股上的"青春痘"。另外，毛发旺盛、身体强壮、开车多的人也好发病。

临床上,经验丰富的医生一般根据患者的症状(红肿疼痛、流脓、新发或反复发作),局部的体征(硬结、疙瘩),以及一些辅助检查(局部彩超,如骶尾部正侧位片),再结合年龄、体质等,就可以确诊了。

7　骶尾部藏毛窦如何治疗呢?

骶尾部藏毛窦一经确诊,首选手术治疗,彻底清除纤维化的窦道,引流通畅。手术的目的是切除全部藏毛组织和窦道,切到骶骨筋膜和臀筋膜,尽量保留正常组织和皮肤。

8　尾骨后的脓肿是高位脓肿吗?

在回答这个问题之前,先说一下高位脓肿、低位脓肿是怎么分界的? 一般是以肛提肌为界,肛提肌以上的间隙发生化脓性感染是肛周脓肿,属于高位脓肿,比如说骨盆直肠间隙、直肠后间隙。如果是肛提肌以下的间隙出现脓肿,就属于低位肛周脓肿,比如说坐骨直肠间隙、肛管后间隙、肛管前间隙、肛周皮下间隙的脓肿。

尾骨后的肛周脓肿或者是骶尾骨后的肛周脓肿很有可能是藏毛囊肿发生感染了,藏毛囊肿伴感染也会出现类似脓肿的红、肿、热、痛,但是与肛周脓肿不是一种疾病,它没有内口,所以,藏毛囊肿感染出现的脓肿没有高位、低位之分。

遇到这种情况还是要找有经验的肛肠科医生先检查一下,首先明确是肛周脓肿还是骶尾部藏毛囊肿,明确诊断后,医生会给出相应的治疗建议。

9　你了解肛门直肠异物吗?

临床中,常见的肛门直肠异物有瓜子、枣核、鱼刺、义齿等。据文献统计,八成的肛门直肠异物是经口进入的。误食和不良饮食习惯是造成肛门直肠异物的主要病因。肛门直肠异物多见于儿童及老年人。建议给孩子、老年人吃带硬核食物时要多提醒,最好是去核后再给他们食用。

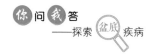

直肠癌是生长于直肠部的恶性肿瘤,因直肠部是由自主神经支配的,自主神经支配是没有明显疼痛感的,只有牵拉感、坠胀感、憋胀感,所以说大部分直肠癌的便血是不伴有疼痛的,或者说没有明显的疼痛。

当然,临床上也有比较特殊的情况,如果直肠癌位置过低,在直肠与肛管相连的部位,此处是由自主神经和脊神经共同支配的,脊神经会有疼痛感。所以说,位置过低的直肠癌也会出现疼痛。

当然,绝大多数直肠癌的便血是无痛性的,颜色是暗红色或黑红色的,或者合并有腥臭味的。

11 息肉的分类有哪些?

息肉是黏膜的赘生物,胃黏膜、肠黏膜等都会长息肉。一般一个息肉,称为单发息肉;如果是两个或者两个以上的息肉,我们称之为多发息肉;但如果息肉是密密麻麻数不清的,就称为息肉病。

12 大肠息肉是癌前病变吗?

答案是肯定的,大肠息肉是癌前病变。

大肠息肉是指大肠黏膜上的增生物、赘生物,分别包括肿瘤性息肉和非肿瘤性息肉,肿瘤性息肉又包括管状腺瘤、绒毛状腺瘤、管状绒毛状腺瘤三种;非肿瘤性息肉包括错构瘤性息肉、炎症性息肉和增生性息肉等。

容易发生癌变的是肿瘤性息肉,而肿瘤性息肉中的绒毛状腺瘤的癌变率可以达到60％以上,非肿瘤性息肉一般不会癌变。另外,从息肉的大小上来说,如果息肉直径大于2cm,也是容易发生癌变的。

13　大肠息肉切除后多长时间复查肠镜呢?

一般发现大肠息肉以后要尽早在肠镜下切除,那么切除后需要多长时间再复查肠镜呢?

一般情况下,非肿瘤性息肉切除后2~3年复查一次,如果复查的时候没有新发的息肉,就可以每5年再复查一次。如果是肿瘤性息肉,或者是病理检查结果有重度非典型增生或者上皮内瘤变的,建议在2年内复查一次,2年以后复查的时候,如果一切正常,就可以每5年复查一次。

14　痔疮和大肠息肉在哪个科室做手术?

肠息肉主要指结肠、直肠上的息肉,它主要是黏膜的赘生、隆起。肠息肉手术是需要在肠镜下进行治疗的,或者是氩离子凝固术(APC),或者是内窥镜下黏膜切除术(EMR)。痔疮手术是在肛肠科,肠息肉和痔疮手术可以一起做,但有个先后顺序。

一般建议住院以后先完善检查,如心电图、凝血功能、血常规、肝功能、肾功能等,之后先处理息肉,在肠镜下治疗息肉以后,再进行混合痔或者痔的手术治疗。

15　慢性结肠炎老拉肚子怎么办?

慢性结肠炎的主要症状是大便次数增多,不成形,有的会合并有腹胀、腹痛等。中医是辨证论治,如脾气虚夹湿,可以用参苓白术散,也可以选择一些中成药,如补脾益肠丸。西医治疗主要是抗感染,其中用得最多的是5-氨基水杨酸制剂,如柳氮磺吡啶片、柳氮磺吡啶栓、美沙拉嗪片和美沙拉嗪栓。

除了中西医结合治疗以外,让患者不要焦虑也很重要。因为慢性结肠炎会反复发作,是一种慢性疾病,一定要保持心情舒畅,不要背思想包袱。

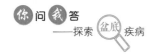

16 可以给肠道"输（中药）液"吗？

肠道输液，即中药保留灌肠疗法，是中医肛肠治疗的法宝之一。

中药保留灌肠疗法是指将一定量的中药药液通过专用器具灌注到直肠及乙状结肠病灶部位的中医治疗方法，具有活血化瘀、愈疡生肌的功效，也可起到消炎、促愈、止血、改善肠道微循环、保护肠道黏膜、修复病变黏膜的作用，可选用清热祛湿解毒、活血化瘀止血、涩肠止泻的中药。常用方如白头翁汤、芍药汤加减。中药保留灌肠疗法适用于以直肠及乙状结肠为主的溃疡性结直肠炎。该方法因选用纯中药熬制，通过灌肠可使药物直达病所，故具有经济、操作方便、疗效确切、副作用少的优点。

17 肛周湿疹怎么治疗？

（1）建议平时勤换内裤，选择一些棉质透气的内裤，以保持肛周干爽；每天温水清洗，不要久坐，尤其夏天多汗的时候，一定要保持肛周的干爽。

（2）可用中药辨证坐浴，比如苦参汤加减。另外，还可配合一些药膏使用。药膏主要有两大类，一类是纯中药药膏，比如说肤痔清软膏、马应龙痔疮膏等；另一类是含激素的一些软膏，如曲咪新、尿素软膏、布地奈德、氧化锌等。

总的来说，肛周湿疹治疗起来难度不大，一般用药就会缓解，但是复发率特别高，一停药或者稍不注意就会复发。

18 肛周潮湿可以用氧化锌软膏吗？

肛周总是潮湿，首先要判断有没有肛周湿疹？因为肛周湿疹的一个表现就是肛门潮湿，另外就是肛周瘙痒。

肛周湿疹的原因比较多。外痔会引起更多的湿疹，导致肛门瘙痒潮湿；低位直肠癌保肛术后，出现大便次数增多，也会刺激肛周会潮湿，出现肛周湿疹。

如果确定肛周有湿疹的表现，是可以用氧化锌软膏的。氧化锌软膏价格便宜，而且效果也比较好。它具有收缩血管、促进裂口愈合的作用，收缩血管可以缓解湿疹引起的急性期潮红。严重的湿疹会引起皮肤出现皲裂、小的裂口，用氧化锌可以促进裂口的愈合。

所以说，先确定肛周潮湿是否是由肛周湿疹引起的，如果是，就可以用氧化锌软膏。

第八章　不同人群易患的盆底疾病

1　小孩便血会是哪些病呢？

（1）如果孩子的大便干燥、粗硬、费劲、努挣，出现肛门疼痛、便血，便血呈鲜红色，手纸带血、滴血或喷血，很有可能是肛裂。

（2）如果孩子肛门出现小疙瘩，大便的时候有红色黏膜外翻，伴出血，呈鲜红色，手纸带血或滴血，一般考虑为痔疮出血，尤其以内痔为主。

（3）如果孩子大便的时候有小疙瘩脱出来，能送回去，呈鲜红色，一般考虑是直肠息肉，尤其是低位带蒂息肉的可能性大。

（4）孩子出现腹泻，有时候合并有腹胀、腹痛，化验大便会出现红细胞、白细胞甚至是脓细胞，一般考虑是急性肠炎。

（5）有的孩子腹泻，次数增多时常出现腹部剧烈疼痛，表现为肠套叠的症状，另外剧烈运动、跑步后也可能会出现肠套叠。

出现以上五种情况，父母一定要及时带孩子到医院检查。

2　孩子有哨兵痔怎么办？

哨兵痔，站岗放哨的"哨"，士兵的"兵"，痔疮的"痔"。哨兵痔，字面意思是给肛裂的裂口站岗放哨。所以说，在治疗哨兵痔的时候，我们一定要知道哨兵痔是肛裂引起的，反复的肛裂引起的结缔组织增生，形成哨兵痔。

因此，临床治疗的重点应该放在肛裂上。治疗肛裂可以采用中药熏洗，或使用痔疮膏、痔疮栓等。软化大便可以采用饮食调养、药物的治疗和排便习惯的培养。

当然了，孩子太小的话，我们不建议口服润肠药，一般就是建议多喝水，多吃蔬菜、水果,每天定时排便,养成一个好的排便习惯。

③ 孕前为什么要到肛肠科看一下痔疮?

在临床上常常遇到下面几种情况的患者。

第一种情形:医生,我有痔疮,准备怀孕了,看看应该注意些什么?

第二种情形:医生,我怀孕5个月了,肛门突然发现有疙瘩,有时痛,是怎么回事?

第三种情形:医生,我现在有身孕,又有痔疮,痔疮痛得很厉害,能送回去,送的时候特别痛?怎么办?

作为一名肛肠医生,面对第一种患者,医生可以根据病情进行治疗。但是,面对第二、三种患者,医生常常是顾及身孕,不敢用药,不敢手术,只能是选择调节大便,用中药坐浴等副作用小的治疗方法。

④ 孕期痔疮疼痛怎么办?

孕期痔疮疼痛主要分两种:一种是痔疮脱出不能回纳引起的疼痛,即嵌顿引起的疼痛;第二种是外痔,出现的血栓引起的疼痛。

临床上以第一种情况比较多见。首先建议孕妇自己用温开水坐浴或热毛巾热敷后,慢慢地将其揉送回去,解决嵌顿后,疼痛自然就会缓解。但在揉送的过程中会有一些疼痛,需要忍耐。

如果揉送失败或者出现了血栓外痔,可以选用清热解毒的中药外洗或者热敷,若还是不行,就要手术治疗了。手术只切除疼痛部位,即引起疼痛的痔疮,其他痔疮不做处理。

注意:妇女怀孕16周,也就是4个月左右,不要使用任何药物,包括中药。

⑤ 孕妇和哺乳期妇女得了痔疮怎么办?

孕妇和哺乳期妇女都处于特殊时期,得了痔疮能不用药尽量不用药,主

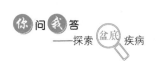

要从以下几方面进行治疗。

第一，从饮食、生活起居调理，适当活动，多饮水，多吃蔬菜、水果，保持便软、大便通畅，因为在临床上观察，大便的干燥努挣会加重痔的症状。

第二，如果有脱出，要及时将脱出肿物揉送回纳，若送不回去，也可揉一揉，使之变小。当然能送回去是最好的，因为痔疮脱出，肛管要收缩，就会挤压痔疮，痔疮的供血及回流就会不通畅，甚至引起痔疮的坏死、嵌顿疼痛等症状。

第三，可以选用中草药熏洗、热敷，主要是用一些清热解毒、行气活血的中药，再加上主要是外用，熏洗、热敷相对比较安全。

第四，如果痔疮实在疼痛难忍，脱出不能送回，保守治疗无效后，可以采用手术治疗。当然，这时的手术治疗主要是减轻和缓解症状，并不是根治（完全切除）。

6 孕产妇遇上嵌顿痔，会有哪些症状呢？

嵌顿痔是最严重的内痔（四期内痔），是指内痔脱出来后，不能自行或用手送回去，很快会出现内痔的充血、坏死、糜烂、血栓形成，常伴有坠胀、疼痛难忍，严重的还会出现排尿困难。另外，嵌顿痔常常伴有相应部位的外痔，或引起外痔瘀血水肿、血栓形成。

孕妇和产妇的痔疮要从怀孕中后期说起。孕中后期，随着体内胎儿的发育，变大的子宫会压迫下腔静脉，引起肛门部皮肤下及黏膜下的静脉丛扩张、屈曲，使痔核充血变大，进而出现症状。

第一症状——脱出。轻者便时脱出，便后自己就回去了；中者，脱出后需要用手或卧床休息后，才能回去；重者，用手都送不回去，这时，也分两种情况，一种是不痛，一种是痛（换句话说就是嵌顿了）。

第二症状——便血。一般为鲜红色，轻者手纸带血，中者滴血，重者喷血。如果经常喷血，会引起严重的贫血。

第三症状——疼痛。如果痔疮脱出，不能及时还纳，很可能会出现嵌顿、缺血、坏死，患者会感到疼痛、坠胀等不适。

7 宝妈遇上嵌顿痔，怎么才能缓解痛苦呢？

孕妇荣升宝妈，下腔静脉的受压迫原因解除后，痔疮都会慢慢缓解。唯有嵌顿痔，太能折腾宝妈，那要怎么办呢？

第一，保持大便通畅。便秘是诱发痔疮的罪魁祸首之一。在确保营养的同时，适当添加水果、蔬菜、燕麦等。

第二，把脱出的痔疮及时送回去。有的患者会说，痛得不行，送不回去，如果不能及时送回去，就会有痔疮坏死的可能性。

第三，中药外洗或热敷（起辅助作用）。可用水的温热结合中药清热解毒，常用中药如苦参、地肤子、马齿苋、黄柏、白芷等。

第四，痔疮膏和痔疮栓。哺乳期妇女慎用。

第五，手术（最后的选择）。之所以说是最后的选择，是因为随着胎儿的分娩，孕妇及产妇的痔疮一般都会逐渐缓解；哺乳妇女需要停止哺乳，因术中及术后要用到一些药物，可能会影响到哺乳。

8 孕产妇的嵌顿痔能不能预防呢？

当然能。嵌顿痔是内痔中的"老大"，是最严重的内痔，从内痔发展到嵌顿痔是需要一段时间的。所以可以在备孕前注意一下，如果有脱出，需要用手送的情况（三期内痔），就要及时选择手术治疗，那么，在怀孕期间及产后就会少受很多痔疮的困扰！

9 孕妇得了肛周脓肿，怎么办？

肛周脓肿是一种急症，发病速度快，短时间内就会扩散。孕妇得了肛周脓肿，需要及时治疗。

（1）选择综合医院。因为孕妇既要在肛肠科进行治疗，同时还要短时间内定期产检，监测胎儿。有些孕妇还有妊娠期高血压，同时也有可能需要心内科的协助。

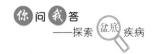

（2）如果孕妇不在16周左右，且不过敏，可适当口服相对安全的头孢类抗生素。在口服头孢类抗生素治疗的同时，要观察脓肿范围，监测血常规、患者脉搏、体温等。

（3）如果肛周脓肿范围扩散，体温升高，脉搏加快，则应立即切开排脓，不要犹豫。因为脓肿扩散有可能诱发脓毒血症等严重的疾病，影响到胎儿安全，对孕妇的危害也极大。所以，如果孕妇疼痛加剧、范围扩散、体温升高、脉搏加快时，应果断选择手术治疗。切开排脓可明显减轻孕妇肛周脓肿引起的疼痛，恢复正常体温，对孕妇身体的影响较小；因为是在局麻下，不足之处是会有一些疼痛（但这种疼痛程度要小于脓肿引起的疼痛）和流产的可能，还可能形成肛瘘。

10 孕妇痔疮能用什么药栓或药膏？

临床上，遇到孕妇患有痔疮的，一般是建议用温水或温热水熏洗、坐浴或者热敷，必要的时候可以加用一些清热解毒的中药。一般不建议用痔疮膏、痔疮栓，为什么呢？下面将常用的痔疮膏、痔疮栓的说明书罗列了一下。

（1）马应龙痔疮膏：孕妇慎用，儿童、哺乳期妇女在医生指导下使用。马应龙痔疮栓，孕妇慎用，哺乳期禁用。强调一下，马应龙痔疮膏和痔疮栓的成分是不一样的。

（2）肛泰软膏：孕妇禁用，儿童和哺乳期妇女应在医生指导下使用。肛泰软膏和肛泰栓的成分是一样的，所以它们的适应证是一样的，都是孕妇禁用。

（3）太宁栓：孕妇及哺乳期妇女应在医生指导下使用。

（4）九华痔疮栓：孕妇禁用。

（5）普济痔疮栓：没有提及孕妇、哺乳期妇女能不能用，但是它不良反应里面提及了可能会引起腹泻。

（6）肤痔清软膏：孕妇禁用。

（7）复方黄柏液：孕妇慎用。

（8）氧化锌软膏：孕妇及哺乳期妇女应在医生指导下使用。

11 老人有肛门肿物脱出一般会是什么病?

家里老人在大便的时候有肿物脱出，这个时候主要考虑两种疾病的可能。

第一种是混合痔。如果老人在大便的时候或者是走路、劳累的时候有2或3个从肛内翻出的边界清楚的疙瘩，一般考虑为混合痔。

第二种是直肠脱垂，俗称"脱肛"。直肠脱垂是指直肠下段的黏膜层、全层或部分乙状结肠脱出到肛外，所以我们看到的是黏膜的脱出，环状的黏膜皱襞是红色、质软，有黏液。

以上两种疾病，如果确诊后一般需要手术治疗。

第九章 盆底疾病间的关系

1 ▶ HPV 感染常见于哪些疾病？

人乳头状瘤病毒即 HPV 有 100 多种类型。该病毒容易在潮湿、温暖的地方繁殖，故好发于外生殖器部位和肛门周围的皮肤、黏膜交界处。

临床上，HPV 种类繁多，大致可以分为低危型和高危型。肛肠科、泌尿外科、妇产科医生都可以遇到 HPV 感染的患者。肛肠科遇到的多是肛门部尖锐湿疣。这类患者多于近期出现肛周肿物，时有潮湿、瘙痒不适，或有臭味。妇科患者一般为患者自己发现外阴有肿物、潮湿、瘙痒等，可行妇科检查、HPV 检测、活检。其实，泌尿外科或男科也会遇到尖锐湿疣患者，多为阴茎部皮肤或黏膜出现肿物就诊的。

2 ▶ HPV 的分型有哪些？

（1）低危型：绝大多数肛门部、生殖部（阴茎、外阴部）的尖锐湿疣患者是由低危型 HPV 感染引起的，常见的有 HPV6、HPV11 型等。或因性传播，或于宾馆住宿，或于公共浴池不慎感染人乳头状瘤病毒，病毒通过皮肤、黏膜的微小破损处进入人体，病毒繁殖并刺激上皮细胞异常分化和增生，从而产生疣状赘生物。感染后，平均潜伏期为 3 个月，初始为单个或多个散在的淡红色小丘疹，后逐渐增多、增大，形成乳头状、菜花状或者鸡冠状的赘生物，伴有瘙痒、潮湿，少数有癌变的可能。

（2）高危型：常见的有 HPV16、HPV18、HPV52、HPV58 型等。说到妇科，说到 HPV，人们一般会想到宫颈癌，想到 HPV 疫苗。其实，宫颈癌的发病与 HPV 高危型持续感染宫颈部有关。一般来说，从高危型 HPV 感染到最终发展为宫颈癌大约需要十年的时间。目前,市场上有二价、四价、九价三种 HPV 疫苗。二价疫苗覆盖了与宫颈癌关系最为密切的 HPV16、HPV18型。四价、九价疫苗则覆盖了常见的高危型及低危型。然而,需要强调的是,任何疫苗都不可能百分之百地预防肛门、生殖器官尖锐湿疣及宫颈癌。疫苗固然重要,但注意防护、洁身自好、女性定期行宫颈癌筛查才是最重要的。

3　阴道后壁脱垂伴直肠膨出与直肠前突是一回事儿吗?

先从妇科角度了解下阴道后壁脱垂伴直肠膨出。阴道后壁脱垂可单独存在,也可合并阴道前壁脱垂,多因顺产产妇肌纤维过度伸展、长期便秘、排便时用力屏气所致,年老组织衰退,也可加重病情。轻则多无不适,重则会阴下坠、腰痛及便秘。

其次,再从肛肠科角度了解直肠前突。直肠前突是由于各种原因,如分娩损伤、腹压增加、长期便秘等引起直肠壁向前方突出所致。女性患者较多见,男性因有前列腺支撑,所以少见。患者会有排便不畅、梗阻感、不尽感,有时会出现手指插入阴道后壁助便的。排粪造影是判断直肠前突深度和宽度的重要检查项目。

综上所述,妇产科的阴道后壁脱垂伴直肠膨出的"直肠膨出"与肛肠科的"直肠前突",二者是一回事儿,是同一种疾病,只是学科的分科不同,导致的认知角度不同而已。

4　直肠阴道瘘是妇科病还是肛肠疾病?

直肠阴道瘘是直肠与阴道之间的异常病理性通道,有先天性和后天性两种。先天性直肠阴道瘘多为原始肛管发育紊乱引起,新生儿直肠阴道瘘常常合并肛门闭锁。后天性直肠阴道瘘多因分娩、宫颈部恶性肿瘤手术或放疗、直肠部疾病手术所致。

本病患者常会有阴道排气、排稀便等症状。给患者身心带来不小的负面影响。

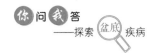

临床上,直肠阴道瘘因病灶涉及妇科阴道和肛肠科的直肠部分,所以,它既是妇科病,也是肛肠疾病。这样问题又来了,那患者应到哪个科室看病呢?

(1)建议到肛肠科就诊要好一些。因为后续的治疗涉及直肠部分更多一些,直肠部的处理难度要大(因为直肠有排泄粪便的作用,容易污染伤口,引起伤口感染)。当然,治疗过程中,肛肠科医生也会联合妇产科医生会诊,进行多学科讨论,共同制订治疗方案。

(2)在直肠阴道瘘的治疗中,手术修补是治愈该病的关键。一般患病初期选择保守治疗,如中药坐浴、伤口换药、抗感染治疗。大多数患者需要行手术治疗。手术主要分为经会阴手术和经腹手术。直肠阴道瘘分高、中、低位。除高位建议经腹手术外,中、低位瘘一般可以经会阴修补,优点是不用开腹,损伤及并发症相对少一些。

5 为什么痔疮和直肠癌不好区分? 应该如何区分呢?

痔是指直肠黏膜下和肛管皮下的静脉丛扩张屈曲形成的柔软静脉团块。齿线以上的是内痔,内痔的主要症状是便血和脱出,其中便血是无痛的便血,一般不会发生疼痛。直肠癌是发生于直肠部的恶性肿瘤。当癌症的肿块长到一定程度的时候,肿块就会发生溃烂,这个时候就会有便血。直肠癌的便血一般是无痛性便血。这就是二者不容易区分的原因,因为它们有共同的特点。

二者看似不好区分,但是有经验的医生还是能区分出来的。二者的区别点如下。

第一,看便血的颜色。内痔的便血是鲜红色的,或手纸带血,或滴血,或喷血。直肠癌的便血是暗红色的,或者合并一些粪渣,或者是有腥臭味的便血,这是从颜色上来区分的。

第二,从排便的习惯上来鉴别。内痔痔疮的排便次数一般不会增多,但是直肠癌的排便次数会增多,如以前每天1或2次,可是最近几个月或者最近几周是每天3~5次或更多。

第三,看有没有消瘦,换句话说,就是有没有体重减轻。众所周知,直肠癌是恶性肿瘤,它会消耗身体的能量,会使身体变得消瘦。但是痔疮是良性疾病,不会让体重减轻。

6 **直肠息肉和肛乳头肥大（瘤）怎么区分呢?**

第一,颜色。息肉是直肠或结肠黏膜的赘生物,它的颜色和黏膜的颜色一样,呈粉红色或者鲜红色;肛乳头瘤和肛乳头肥大,是生长于齿线处的乳头状的圆锥形的增生物,表面附着皮肤纤维,颜色为灰白色。

第二,质地。息肉是黏膜的增生物,质地比较柔软;肛乳头瘤和肛乳头肥大,质地比较硬,比较韧。

第三,预后。息肉属于癌前病变,息肉中的管状腺瘤和绒毛状腺瘤容易发生癌变,其中绒毛状腺瘤癌变率可以达到60％以上;肛乳头肥大或肛乳头瘤一般都是良性的,目前没有发现恶性。

7 **混合痔会引起肛周脓肿吗?**

答案是不会的。

混合痔是直肠黏膜下和肛管皮肤下的静脉丛扩张屈曲相互融合形成的柔软的静脉团块,它的病因一般是久坐、久站、努挣、大便困难及妇女怀孕妊娠等。

肛周脓肿是指肛管及直肠周围发生的急性或慢性化脓性感染的一种疾病,其中大部分肛周脓肿的病因是肛腺感染,肛腺感染后形成化脓性、炎症性疾病,它的症状是肛周局部的红肿热痛甚至全身发热等。

一般来说,混合痔不会引起肛周脓肿,反过来肛周脓肿也不会引起混合痔。

8 **便秘和痔疮是"鸡和蛋"的关系吗?**

便秘和痔疮是什么关系?门诊上经常有患痔疮的患者询问,痔疮跟平时的大便费劲、不通畅有没有关系?这个问题让人想到了鸡和蛋的关系,是

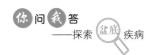

先有鸡还是先有蛋？

这两者关系有些相似。

痔疮的病因有长期便秘，用力努挣，大便不通畅等。临床上，也有患痔疮特别严重的患者，痔疮特别大，堵塞了肛管，引起肛管的不通畅，造成排便不畅，导致便秘的。

当然，要说明一下，短期便秘不会引起痔疮，但是可能会撑破肛管，引起肛裂。而长期便秘反复用力努挣则会引起痔疮。

9 肛周脓肿和肛瘘的关系是什么？

肛周脓肿和肛瘘是一种疾病的两个阶段。这种病是肛腺感染引起的肛周间隙化脓性感染。两个阶段，第一个阶段是肛周脓肿，第二个阶段是肛瘘，换句话说就是肛周脓肿是急性期，肛瘘是慢性期。

当我们吃火锅、辣椒或腹泻免疫力下降时，可能面临肛腺发生感染，肛门周围出现局部的红肿热痛，形成肛周脓肿。如果自然发展下去，溃破后，少数会逐渐恢复，但大多数会随着机体的修复不完全逐渐形成瘘管，从而形成肛瘘。

10 肛瘘反复肿痛、流脓会癌变吗？

肛瘘是肛肠科的一种常见病，大多数是肛周脓肿的后遗症，也就是说肛瘘的患者一般都有肛周脓肿的病史，肛瘘的主要症状就是反复的肿痛流脓，另外还有一些瘙痒。

那肛瘘会不会癌变呢？一般不会癌变的。如果肛瘘有反复肿痛、流脓，病程在10年以上的，复杂性的、范围比较大的肛瘘，是有癌变的可能性的，大约在2％。分析原因，可能是因为肛瘘局部炎症反复刺激引起细胞的变异增殖，引起了肛管癌，这种概率是非常小的。

11 肛周囊肿和肛周脓肿是一回事儿吗?

肛周(皮样)囊肿是一种先天性、良性的畸胎瘤,发病率低,病情发展缓慢,病程长。肛周囊肿与肛周脓肿,一字之差,却差别很大。

两病的相似之处:①肛周及直肠下段均可扪及边界较清的包块。②两者都会出现肛门部肿胀及疼痛。③两者都需要手术治疗才能痊愈。

肛周囊肿与肛周脓肿的不同之处如下。

(1)前者发病缓慢,病程长,囊肿较小时,无任何症状;较大时,肿胀、坠胀明显,疼痛轻,一般无炎症表现。而肛周脓肿一般为突然发作,病程短,肿胀、疼痛都比较明显;炎症表现明显,可合并发热、乏力等症状。

(2)前者白细胞正常,当然,囊肿合并感染时,白细胞也会升高。后者白细胞大多会升高。

(3)肛周彩超示,前者可见到包块有囊壁,后者边界不清。

(4)肛门指诊,前者肛管温度不高,后者肛管温度升高。

(5)前者与肛管、直肠不相通,而后者与肛管、直肠相通。

(6)治疗方面,前者应手术完整切除包块,包括整个囊壁。而后者手术中应准确定位内口,使引流通畅。

临床中,有时会出现前者误诊为肛周脓肿的,做了手术,往往会因囊壁残留而久治不愈。

擦亮眼睛,明辨是非,明确诊断,才能提高疗效。

12 肛周坏死性筋膜炎与肛周脓肿有什么联系?

与肛周脓肿相比,肛周坏死性筋膜炎发病更急,发展更快,以脓毒血症多见,如高热、疼痛剧烈、患者更加痛苦、病变范围更大。短时间内,炎症可扩散至男性患者的阴囊部甚至腹部;查血常规,白细胞异常增高。此病致死率也较高。

此病与肛周脓肿有一定的联系,其常常继发于肛周脓肿等肛周感染。

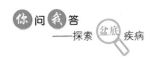
13 肛周脓肿与"甜蜜杀手"有什么恩怨情仇呢?

"甜蜜杀手"是指糖尿病。之所以称其为"甜蜜",是因为随着生活水平的不断提高,糖尿病患者逐年增多,人们在不知不觉中患病。之所以称之为"杀手",是因为糖尿病所带来的并发症危害很多。如糖尿病引起的肾衰竭、糖尿病足、视力模糊等,严重威胁着人类的健康。

糖尿病与肛周脓肿的关系:肛周脓肿在一定程度上可使血糖应激性升高。糖尿病患者蛋白合成功能减弱,长此以往,营养不良,免疫力下降,抗感染能力低下,可并发肛周脓肿。

糖尿病患者做完肛周脓肿手术后,一定要控制好血糖,这对伤口恢复十分有利。另外,还要适当补充蛋白质,如鸡蛋、瘦肉、老豆腐等。随着脓肿不断愈合,可逐渐调整降糖方案。

糖尿病患者并发肛周脓肿,极易发展成更加凶险的疾病——肛周(会阴)坏死性筋膜炎,这种病的致死率可达到40%。因此,糖尿病患者平时要保持肛门清洁、大便通畅,控制好血糖,及时诊治肛门部疾病。

14 肛周脓肿形成肛瘘的概率大不大?

有资料显示,95%的肛周脓肿都属于瘘管性肛周脓肿,而且瘘管性肛周脓肿在切开引流以后,大约有98%会形成肛瘘。结合这个资料可知,肛周脓肿形成肛瘘的概率在90%以上。另外,在临床上,也发现肛周脓肿切开以后,大多数会形成肛瘘,需要再次手术治疗。

15 肛裂可以发展成肛瘘吗?

有患者肛裂反复发作,找医生看,医生说是肛瘘。

肛裂是肛管皮肤上出现了梭形的溃疡和裂口。肛裂不是肛瘘,二者不是一个病。但是反复的肛裂,由新鲜性肛裂变成陈旧性肛裂后会出现一些病理特征,比如说肛乳头肥大、哨兵痔等。

肛乳头肥大、哨兵痔，再加上肛裂的裂口，这三个病理特征称为肛裂的三联征。当然还有一些其他的特征，如内括约肌痉挛肥厚。另外还有一个病理特征——浅表瘘或者潜行瘘，也是肛瘘的一种。

一般出现浅表瘘大多数是因为肛裂久治不愈，反复发作，用完药好了，大便一干或者其他原因等造成肛裂反复发作，就会出现浅表瘘。

这种浅表瘘特点是什么呢？第一，有肛裂反复发作的病史。第二，瘘管比较浅，比较短。第三，发生浅表瘘的位置与肛裂位置相近或者相同，浅表瘘就在肛裂口附近，或者是与外侧相连，这种情况一般就可以确诊为浅表瘘了。

肛裂变成肛瘘，只是肛裂的一个病理特征，被称为浅表瘘，在临床上有，但不多见。

16 脱肛是环状混合痔还是直肠脱垂？

第一，混合痔是同点位内痔静脉丛与外痔静脉丛扩张迂曲且相互融合形成的疾病，主要症状是便血、脱出、疼痛等。环状混合痔是指混合痔连起来呈半环状或环状，严重时可出现脱出物嵌顿、痔疮坏死。环状混合痔其实不是脱肛。

第二，真正的脱肛是直肠脱垂。早在两千多年前，我们的先人就认识到这一疾病，将之称为"人州出"。近代，中医人称之为"脱肛"，而西医称之为"直肠脱垂"。直肠脱垂就是指直肠黏膜层或全层，或部分乙状结肠脱出的一种疾病。主要症状就是脱出，或便时脱出，或走路时脱出。有的患者是小儿，有的是老年人。中年患者也有，但少。

第三，治疗上，不管是环状混合痔还是直肠脱垂，如确诊后，首选手术治疗（小儿脱肛患者除外）。

17 肛周湿疹的皲裂是肛裂吗？

肛周湿疹的主要表现是瘙痒、潮湿、肛周会出现皮肤皲裂。这里的皲裂需要跟肛裂鉴别一下。

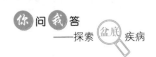
（1）从裂口形态上看,皲裂的特点是裂口比较表浅,裂口小,擦拭时可能纸上带点儿血,皲裂在肛周的皮肤上很容易可以看到;而肛裂的裂口主要在肛管皮肤,位置相对靠内,检查肛裂需要扒开臀部才能看见肛裂的裂口。

（2）从疼痛方面鉴别,皲裂疼痛轻,肛裂的疼痛非常严重,之前提到过有些患者因为肛裂疼痛不敢吃东西,瘦了不少。

下篇 预后篇

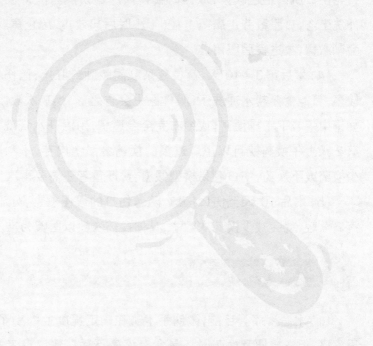

第一章　术后注意事项

1 肛肠疾病术后换药需要注意什么？

（1）手术当日一般不换药。如果有鲜血流出，量较多，需按下呼叫器通知医护人员。如果纱布有暗红色血迹，则正常，不必惊慌，不需处理。

（2）手术后第 1 天需要换药，主要是更换带有陈旧性血迹的纱布，伤口内的纱条一般不取出，如取出，出血的可能性较大。

（3）手术后第 2 天，要把伤口内填塞止血的纱布部分或全部取出。因纱布与伤口肌肉粘连较紧，取出时会疼痛。建议换药前将已开好的草药煎剂外洗坐浴，口服戴芬止痛药 1 粒（半小时后起效）。因止痛药为解热镇痛药，会刺激胃，故进食后服用。

（4）术后第 3~10 天，高位复杂肛周脓肿或肛瘘，因伤口正常的分泌物较多，可能需要盐水冲洗了（具体医生会告之）。换药次数以 1 或 2 次为宜。如果中午或下午排便了，或纱布完全湿透了，用温开水洗洗，垫块小毛巾，待第 2 天上午换药就可以了。过多的换药会损伤肉芽，不利于伤口愈合。过少换药或不换药，伤口容易桥型假愈合，严重者还需要再次手术。

（5）术后 10 天至伤口痊愈，随着伤口的慢慢愈合，分泌物在逐渐减少，疼痛渐轻，就会减少换药次数了，具体换药次数以医嘱为准。

2 肛肠疾病术后应注意什么？

（1）术后疼痛。目前，微创手术虽在一定程度上缩小了伤口，减轻了术后疼痛，但在排便及换药时还是会有疼痛不适。建议患者术后 1 或 2 天吃半流食，以减少大便次数。术后 2 天后，可予以普食，如清淡的炒菜，多饮水,多吃水果,也可以辅助一些润肠药,如芪黄通秘软胶囊、首荟通便胶囊、麻仁软胶囊等。排便前可用开塞露助便,缓解粪便对伤口的刺激。术后疼痛,可口服止痛药或静脉止痛治疗。

(2)术后便血。如果纱布有陈旧性血迹,或便时手纸带血,或滴血,是正常的,不用担心。如果是喷血,或便时只有血,量多,鲜血或夹有瘀血块,应及时按呼叫器呼叫护士,通知医生查看,以判断是否需要处理。

(3)起床要慢。术后患者一般气血虚,饮食减少,起床过急或坐便排便后起立过急,可能会出现头晕、乏力,甚至晕倒。

(4)饮食要听医生的。千万不要出现医生让吃,自己却担心排便,不敢吃的情形。

3 ▸ 肛肠疾病术后如何减轻疼痛?

有两个时间段是疼痛比较集中的时候,一个是肛肠疾病术后排便时,另一个时间段是换药时。那么,如何减轻呢?

(1)尽量选择微创的手术方式,减小伤口。如环状混合痔可选择外剥内扎、套扎或小切口手术方式以减小伤口,进而减轻疼痛,也可以联合亚甲蓝注射神经阻滞术减轻疼痛。

(2)适应医院环境,多与主管医生沟通以缓解紧张、恐惧情绪。如果病情紧急,可以按下呼叫器,告知护士,护士会通知值班医生,及时处理。过度紧张会增加疼痛。

(3)术后口服和输注止痛药,会明显减轻疼痛。手术中采用腰麻,术中不会疼痛,术后疼痛一般在术后 6 小时左右,即麻醉消失的时候,患者会有憋胀疼痛的感觉。医生会根据病情选用合适的止痛药。如氯芬待因片、双氯芬酸钠缓释胶囊、丙帕他莫和氟比洛芬酯等。

(4)换药时,尽量放松心情,配合医生。肛肠科素有"三分手术,七分换药"的说法。对于脓肿、肛瘘等大伤口,更是有"三分手术,六分换药,还有一分靠运气"的说法。这些都说明换药在肛肠疾病治疗中的重要性。换药

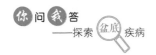
是医生与患者交流或见面机会最多的时间段。换句话说，换药是医生了解患者病情的好机会，也是患者认识医生的窗口。换药时，医生的轻柔操作、患者的尽量放松和信任医生，可松弛肛周肌肉，都会大大降低换药时的痛感。

（5）可以提前口服或外用止痛药。大部分患者会早上排便与换药。这个时间段集中在上午。结合常用的双氯芬酸钠胶囊和氯芬待因片的起效时间是30分钟到1小时，能维持5个小时左右。建议患者早上起床吃饭后，再口服氯芬待因片或双氯芬酸钠缓释胶囊，再大便，再换药，可以在一定程度上减轻疼痛。因为是吃饭后口服，也可以减轻止痛药对胃的刺激。

（6）大便后，用中药液熏洗坐浴也可以减轻疼痛。如果早上大便，可以联系护士配制中药药液熏洗坐浴。如果下午或晚上大便，也可以熏洗坐浴1次。

（7）换药前10分钟左右，可以将奥布卡因凝胶、丁卡因凝胶等局部麻醉药挤到伤口表面，起到局部止痛的作用，以减轻换药时的疼痛。

4　肛肠疾病术后小便费力的原因是什么？

医学上把术后小便费力称为术后尿潴留。术后尿潴留是肛肠科术后常见的并发症之一，发病率在6%~50%。中医称之为术后癃闭。点滴不尽，为癃；闭而不出，为闭。

术后尿潴留的发病原因如下。

（1）环境及排尿习惯改变，对医院环境不熟悉、不适应，或者是床上排尿、尿壶接尿等排尿习惯的改变。

（2）术后麻醉未完全消失，膀胱逼尿肌无力排尿。

（3）术后肛门部疼痛、坠胀不适。脊神经分出两支，一支支配肛管及周围；另一支支配膀胱及前阴，肛门部的不适会反射性地引起小便不畅。

（4）肛肠疾病术后伤口及肛内填塞纱条和敷料，压迫前列腺、挤压尿道也可引起尿潴留。

（5）男性患者术后因手术刺激会诱发及加重原有的前列腺疾病。

5 肛肠疾病术后如何治疗及预防尿潴留？

（1）物理诱导。鼓励患者树立信心，听流水声，暖水袋热敷小腹部，诱导排尿。

（2）对疼痛明显者，可口服双氯芬酸钠缓释胶囊，无效者，可静脉点滴丙帕他莫或氟比洛芬酯止痛。

（3）中医特色疗法，可按摩气海穴、关元穴、水分穴。以单指点穴，每穴约1分钟，交替，可重复点穴。关元位于脐下3寸（同身寸），气海位于脐与关元连线的中点，水分位于脐上1寸。

（4）经验方车芪颗粒，经科研立项验证安全有效，治愈率可达80%。

（5）对于术后腰麻的尿潴留，麻醉未完全消失者，可肌注新斯的明。

（6）膀胱叩诊，浊音界位于脐下三横指或患者小腹憋胀难忍者，应及时导尿。

为了预防尿潴留，术前患者应熟悉病房环境，医生向患者尽量详细说明术中、术后可能出现的不适，让患者有心理准备，练习改变体位排尿。选择有效麻醉方式，使肛门松弛，便于操作。

6 腰麻术后为何会头痛？

在病房，偶尔有腰麻术后患者会问："医生，我就不能站，一站就头痛，平躺后就可以，这是怎么回事儿？"

针对这一问题，笔者专程咨询了一下经验丰富的麻醉师，这种情况考虑是腰麻术后的一种并发症。其多因脑脊液外渗引起颅内低压所致。

这种头痛多位于头颅的枕部及后脑勺部，多数经平卧后能缓解。一般不严重，经过补液都能治愈。治疗方法如下。

第一，考虑这种头痛有明显特征，站立、行走时加重，平卧后明显缓解。所以，要多平卧休息。

第二，要多饮水，补充水分，多吃带汤的食物，如拌汤、汤面等。

第三，要适当增加静脉给液量。如有任何不适，应及时通知医护人员。

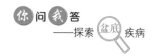
7 术后遭遇痛风怎么办？

随着生活水平的提高，高尿酸血症患者也在不断增多，大部分患者可无症状，少数患者会发展为痛风。痛风是一种代谢疾病，以小关节疼痛为主，属内分泌科疾病。

盆底疾病术后患者遭遇痛风，无疑是雪上加霜，十分痛苦。经咨询内分泌科医生后，笔者给高尿酸血症及痛风患者提出以下建议。

（1）可以放心吃的（含嘌呤低）食物有菠菜、莴苣、柠檬、芹菜、辣椒、青椒、白菜、洋葱、土豆、玉米、蜂蜜、大米、面粉、姜、橙子、西瓜、苹果等。

（2）要少吃的食物有绿豆、油菜、红豆、茼蒿、黑豆、花生、豆腐、豆腐干、豆浆、金针菇、莲子、猪脑、肥肠、猪肉、羊肉、牛肉、鸡肉、螃蟹、海带等。

（3）尽量不要吃的（含嘌呤高）食物有豆芽、香菇、带鱼、鸡肝、猪肝、鱼干、虾、牡蛎、乌鱼、海鳗、蛤蜊、秋刀鱼等。

（4）高尿酸血症及痛风患者要多喝水，以促使尿酸通过尿液排出。

8 术后多长时间可以淋浴？

一般来说，患者在术后48小时后，就可以淋浴（冲澡）了。肛肠科住院手术患者，一般为环状混合痔、嵌顿痔、内痔、外痔、混合痔、肛裂、肛瘘、肛周脓肿、肛乳头肥大、骶尾部藏毛窦、结直肠息肉、肛门直肠异物、肛周囊肿等。其中，除少数伤口为体表缝合伤口外，大多数伤口为开放性体表伤口。开放性体表伤口患者，一般在第一次排便后，就可以淋浴了。

术后48小时是个节点。术后48小时后，意味着大多数患者饮食基本恢复正常（除了辣椒、油腻食物）。这个时候，就可以上厕所排大便了。术中肛门内及伤口内填塞的止血油纱条、药棉、引流管等就可以取出了。大便后可以用中药坐浴熏洗。换句话说，就可以淋浴（冲澡）了。

实际上，患者的第一次淋浴（冲澡）还是在一周后或出院后。虽然说术后48小时可以淋浴。但在实际中，医院浴室条件有限，加之住院患者不能自行离院。所以，大多数患者还是得办了出院，回到家后才能淋浴。

9　哪些患者术后48小时后也不能淋浴呢？

肛周疾病手术、妇科手术、泌尿外科手术后，凡体表伤口有缝合的患者，术后48小时不能淋浴。如骶尾部藏毛窦切除后伤口缝合者、肛瘘切除缝合者、肛周表皮样囊肿切除缝合者、包皮环切术后、腹部伤口缝合后等。

10　术后多长时间可以盆浴（泡澡）？

体表伤口完全愈合后才能盆浴（泡澡）。因为开放性伤口愈合之前，多少会有一些渗血，一些经血液传播的疾病、病毒就可能乘虚而入，引起疾病。所以，只有伤口痊愈后，才能泡澡。

11　痔疮术后什么时间会疼痛？为什么？

第一个疼痛的时间段是术后6个小时麻醉逐渐消失后，在肛门内放置的止血纱布卷或排气管会刺激肛管伤口引起憋胀疼痛的感觉，所以，在术后5个小时左右会给患者输止痛药来缓解。

第二个疼痛的时间段是在术后1周大便的时候，大便经过肛管刺激伤口引起疼痛。

第三个疼痛的时间段是术后1周换药的时候出现的疼痛，换药时擦拭伤口消毒的时候会出现疼痛。

后面两种疼痛的缓解方法是给患者口服止痛药。因为大便和换药都集中在早上，所以建议患者起床后吃完早餐自行口服解热镇痛药，这样可以缓解后两种疼痛带来的焦虑。

12　肛门部术后能做提肛运动吗？

前面提到久坐的人可以通过做提肛运动减少痔疮的发作。

肛门部手术包括痔疮、肛裂、肛瘘、肛周脓肿、肛乳头瘤、直肠脱垂等手

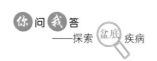

术。提肛运动主要是通过收缩肛提肌和外括约肌来减少或者缓解盆腔及肛周组织的充血,以改善局部循环的。

刚做完肛门部手术者,不建议做提肛运动。因为手术后伤口还没有愈合,如果做提肛运动,反复收缩、放松肛门会刺激伤口,引起或者加重伤口的疼痛,不利于术后恢复,所以不建议术后立即做提肛运动。

如果伤口完全愈合,可以通过提肛运动,或者是用温水清洗肛门部,保持肛门部的清洁卫生,来减少或者预防肛门部疾病的复发或发展。

13 肛周脓肿术后分泌物多久能干净?

肛周脓肿是肛门直肠周围间隙发生的一种化脓性的疾病。所以,在切开肛周间隙的时候会有脓液流出,并且在术后也会有脓液流出。这是因为脓液流出来之后,脓腔壁还有一些脓腔坏死组织,脓腔壁脱落的形式就是化脓以后流出来。

所以在术后第 1～10 天的脓性分泌物还是比较多的。10 天之后这些分泌物会逐渐减少。一般都是透亮的,当然合并一些粪渣的时候也会表现为脓性分泌物。肛周脓肿术后的分泌物整体趋势是越来越少的,如果发现分泌物越来越多,或者是局部出现红肿热痛,这个时候一定要找主管医生检查一下。

至于说分泌物什么时候一点都没有了,从术后第 1 天到伤口愈合,大约需要 1 个月。

14 肛肠手术当晚会有憋痛吗?

出现手术当晚憋痛的原因主要有 3 个。

第一个是麻醉,局麻手术后1～2 个小时,人体的感觉会恢复正常,能感觉到疼痛。腰麻一般是 6 个小时左右,人体就能感觉到疼痛。

第二个是手术中肛管直肠部要塞一些油纱条、止血纱,还有排气管等,在收缩肛门的时候,都会出现这种憋胀、疼痛感,以憋胀为主,疼痛为轻。

第三个是肛门部的伤口,收缩肛门的时候,括约肌收缩会刺激到伤口,因为麻醉消失了,所以刺激伤口会出现疼痛。

15 外剥内扎术后会很痛吗?

外剥内扎是西医切除术和中医结扎术相结合的一种手术方式,它是肛肠科在临床上应用最多的一种手术方式,疗效也很肯定。但是作为一种手术方式,肯定有优点也有缺点的,它的优点就是疗效可靠,易操作。缺点是外痔切除后会有伤口,会出现疼痛、水肿、便血等症状。其中最主要的症状是疼痛。很多患者就是因为惧怕疼痛而不敢手术治疗的。但是目前临床上采用的肛周皮下亚甲蓝注射神经阻滞术可以有效地减轻术后疼痛。

另外,通过口服和静脉给予止痛药物也可以减轻患者的疼痛,将疼痛控制到患者可以忍受的范围之内。

16 术后伤口痊愈后可以吃辣椒吗?

如果肛瘘痊愈了,或者是痔疮等肛门部手术,术后伤口痊愈了,可以吃辣椒,但是建议微辣。

因为辣椒内含的辣椒素经口腔摄入进入人体后,会刺激我们的黏膜,如口腔黏膜、肛门部齿线上的直肠黏膜,所以有时候吃辣椒后,我们排便时肛门部会有烧灼感,这是辣椒素刺激直肠下段黏膜引起的不舒服。所以可以吃辣椒,但不要吃太辣。

17 痔疮术后排便时应注意什么?

一般情况下,痔疮手术痊愈以后,要保证肛门能让一个食指轻松通过,建议找主管医生或者手术医生定期复查一下即可。这个不难判断,另外,刚愈合的伤口瘢痕不结实,如果大便粗、干、硬或者排便时用力努挣,就有可能使肛管的瘢痕裂开,引起疼痛、便血;我们正常人如果大便过于粗、干、硬的话,也有可能会引起肛裂,更何况刚做完手术的患者,瘢痕初步愈合的患者,这个时候要保证大便软一些,避免粗、干、硬。

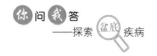
18 肛肠术后瘢痕发硬，无疼痛，正常吗？

肛肠术后瘢痕发硬是正常的。如果出现红肿热痛，那就不正常了，这时一定要及时联系主管医生看一下，判断有没有复发，或者瘢痕愈合有没有出现问题。

关于瘢痕发硬，涉及伤口愈合的四期，即凝血期、炎症期、修复期、成熟期。术后创面愈合后到术后 1 年左右的时间都属于成熟期，瘢痕会逐渐软化并逐渐适应人体的生理功能（肛门括约肌的收缩、舒张）。

虽然瘢痕组织后期会逐渐软化并适应人体肛门的生理功能，但是从肉眼看还是能明显看出来是术后瘢痕的，随着时间的延长（一般 1 年左右），瘢痕组织颜色会逐渐接近正常组织颜色，但不会完全一模一样。另外，术后瘢痕上是没有毛囊的。

19 肛周脓肿、肛瘘术后瘢痕会松弛吗？

这是一个正常现象，它是瘢痕软化的一个过程，是为了适应肛管、肛周的收缩与舒张，是适应肛门生理功能的一种现象，这是好现象。但是，如果出现了瘢痕的红肿热痛，这就提示瘢痕有问题了；如果没有红肿热痛，只是瘢痕松弛了一些，是没有问题的。

20 肛周脓肿术后纱条有粪渣怎么办？

（1）一定要定期找医生复查，排除伤口假愈合、肛门狭窄或肛门松弛的可能。

（2）若医生检查后排除以上原因，则可能是大便不成形或是稀粪渣，有些稀粪渣会漏到纱布上。建议每天温水清洗 3 秒钟，避免过多熏洗。随着伤口瘢痕软化逐渐适应肛门生理功能后，粪渣粘连在纱布上的情况会慢慢减少或消失。

21　痔疮术后恢复良好，不洗可以吗？

预防痔疮行之有效的方法：一提肛；二清洗，大约 3 秒钟；三忌口，忌辣、烟酒；四保持，保持大便通畅。建议痔疮术后伤口痊愈的患者平时可以用温水清洗 3 秒钟，以有效预防一些肛周常见疾病；若实在时间不允许，也没有必要强求温水清洗或者坐浴，有时间尽量洗就好。

22　肛周脓肿术后痊愈需要注意什么？

第一，肛周脓肿一次性根治术。因其复发率在 2%～6%，术后需要每天用温水清洗 3 秒钟，注意观察伤口有没有明显的肿痛，若有则提示伤口有假愈合，或复发，或有新发肛周脓肿的可能。

第二，肛周脓肿切开引流术。其特点是不处理内口，术后的注意事情就要多一些，伤口愈合以后每天温水清洗 3 秒钟，注意忌口，忌辛辣、戒酒，尽量不要腹泻。因为内口还存在，如发生腹泻或大便干结，有可能会损伤肛窦引发内口感染，脓肿复发风险（较一次性根治术）会高一些。

23　肛周脓肿术后瘢痕发硬、微痛、坠胀怎么处理？

临床上遇到这种情况，建议如下。

一是医生指诊，看直肠下段有无粪便，因为粪便也会引起肛门坠胀。

二是看瘢痕是否偏大，大的瘢痕也会出现异物感而表现为肛门憋胀、微痛，这种憋痛与肛周脓肿或肛周脓肿的复发不同。

三是进一步检查肛周彩超，但是彩超不容易分辨瘢痕和脓腔，因为有时候瘢痕在彩超上提示为低回声区，脓腔彩超也提示是低回声区，所以有时候并不好鉴别。如果难受的时间比较长了，建议做肛周的磁共振，但费用偏高。

四是可以在局部外用消炎药，如甲硝唑栓或者口服消炎药，看看症状能否缓解。

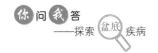

如果以上方法和检查都没有什么问题,建议观察半年或一年,随着瘢痕组织的软化,观察这些症状有没有缓解。

24 环状混合痔术后的小疙瘩是什么?

环状混合痔手术治疗中,医生会尽量保留皮桥,当然严重的混合痔无法保留皮桥。这就存在一个问题,很多患者说:肛门处出现了个疙瘩!

这种情况绝大多数是因为皮桥增生引起的,但是,也有可能是因为皮下出现了血栓,或者是有新的内痔脱出来,当然这两种情况比较少见。一般情况下是术后皮桥的增生、水肿会让患者感觉到小疙瘩。

建议找主管医生看一下,判断一下是皮桥引起的水肿,还是出现了血栓性的血栓外痔,或者是出现了新的内痔,检查一下就可以确诊。

25 痔疮术后肛门口有肉球,大便困难怎么办?

临床上治疗痔疮的原则是不治疗没有症状的痔疮,治疗痔疮的目的是减轻痔疮的症状,缓解症状,而不是根治。

在手术中,医生在切痔疮的同时,脑子里还在想以后肛门的功能,如果痔疮全部切除干净,没有皮肤,后期很有可能会形成肛门狭窄等问题。尽可能地切掉病变痔体的同时,医生会尽可能地保留一部分正常皮肤,这样一来,就很有可能出现水肿,尤其是女性患者,女性结缔组织较疏松,容易水肿。

当出现皮桥水肿的时候,医生通过换药、自配浓盐水外敷,治疗一段时间后观察水肿的情况,如果水肿没有明显缓解,医生还会在局麻下修剪。

26 痔疮术后大便有凹槽,是什么原因呢?

痔疮术后大便表面有凹槽,这种情况属于大便形状的改变。如果做痔疮手术前做过肠镜,或者之后做过肠镜,排除了直肠癌、直肠恶性肿瘤,一般考虑是痔疮手术引起的伤口,伤口愈合以后引起的瘢痕,由瘢痕所致。

因为肛门是环状组织，行痔疮手术时在肛门环状皮肤上做了一些小切口，切口长好，就是瘢痕，瘢痕的弹性要差一些。出现瘢痕以后，受力不均匀就会出现大便形状的改变，或者变扁，或者有凹槽等情况。

27　肛瘘挂线术后，如何促使伤口愈合呢？

肛瘘伤口创面比较大，由白色的腐肉或者痂脱落变成新鲜红润的创面时是一个逐渐的过程，不是突变，它是腐肉逐渐褪去、新鲜肉芽逐渐生长的过程，在这个过程中可能出现新鲜红润的肉芽与发白、发黄的腐肉并存，换药时就要顺便检查伤口，用镊子将腐肉轻轻地刮一刮，当然有时候会痛，一般不痛，以促进腐肉的褪去和新肉的生长，此即中医说的"腐肉不去，新肉不生"。

28　肛周脓肿术后 10 天流血水是什么情况？

肛周脓肿术后 10 天左右，伤口的分泌物会逐渐减少，另外随着腐肉的褪去、新肉芽的生长，这个时候患者会觉得血性分泌物多一些，主要表现为纱条、纱布或敷料的渗血会逐渐增多，这种情况基本上是正常的。

当然，这个时候也不能大意，要坚持换药，每天保证换 1 次，清洗肛门部，换药时检查伤口和腐肉褪去的情况。在手术中，切开脓肿把脓排净后，疼痛会减轻，但是脓腔壁就像我们房间墙壁上有乳胶漆一样，脓腔壁上有一层腐肉，类似我们的乳胶漆一样会逐渐脱落，这个脱落的过程就表现为血（脓）水增多。一般情况下，10 天后疼痛会逐渐减轻，脓性分泌物也会逐渐减少。

29　肛周脓肿切开后，脓液多久可以排干净？

根据临床经验，一般在 7 天左右，脓血水量会逐渐减少。其实，一直到伤口愈合之前，都会有分泌物。在这个过程中，要尽量保持切口的通畅，用棉棒或碘伏棉棒拨开点切口，或是切口处塞油纱条都是预防切口过早封口

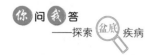

的有效方法,以促使其排脓排干净。

30 肛周脓肿术后的淡绿色分泌物是什么?

有患者做了肛周脓肿根治挂线术,术后23天,有一点伤口没有长好,另外还有淡绿色分泌物。目前根据笔者的经验看,根治挂线术术后23天,伤口还有点没有愈合,而且有分泌物,这属于正常情况。成人脓肿、肛瘘的愈合时间一般都在1~1.5个月。儿童、婴幼儿的脓肿、肛瘘愈合较快,在1个月之内。淡绿色的分泌物,建议找主管医生或者是手术医生复查一下,看伤口有没有引流不通畅或其他的问题,比如伤口绿脓杆菌感染等。

因为脓肿的伤口比较深,与痔疮相比伤口较大,一定要重视术后换药,坚持2~3天到医院换药一次。

31 肛周脓肿术后肛门潮湿怎么办?

肛周脓肿是肛肠科的一个急性病,手术是目前治疗肛周脓肿比较公认的一种有效的治疗方法。做手术就会有伤口,有伤口就会有瘢痕,肛门部有许多的皱皮肌,如果有伤口的话,多多少少会出现瘢痕。瘢痕的弹性没有皮肤的弹性好,再加上瘢痕比皮肤质地要硬一些,所以术后肛门的密封、精细感觉没有原来那么好,这就可能会出现肛门潮湿。

出现这种情况,建议患者可以先做提肛运动,通过收缩、舒张肛门使瘢痕软化,进而增强密封的作用。第二,温水清洗,时间不用太长,3秒钟就可以了,以保持肛门的干爽,舒服一些。第三,少吃辛辣刺激食物,以免引起肛门黏膜充血、肿胀等。

32 痔疮内扎术后7天能用开塞露吗?

一般来说,混合痔的经典手术外剥内扎术后7天是可以用开塞露1或2支助便的,这种方式学名叫人工辅助通便,另外也可以用温盐水灌肠。所以答案是肯定可以用的。

下面顺着这个话题说一下痔疮手术以后的便秘问题,一般术后 2 天之内我们是建议患者半流食的,以减少大便的量和次数。可是问题又来了,膳食纤维摄入过少后,患者就会出现一些便秘的问题,如大便不通畅、大便干燥等。

临床上一般是通过给予开塞露或者灌肠缓解便秘的,还可以提前使用一些预防的方法,如让患者口服中成药以软化大便、润肠通便,如麻仁润肠丸、麻仁滋脾丸、芪黄通秘软胶囊等;另外一些西药,如聚乙二醇 4000 散、乳果糖等也可以软化大便,改善便秘,减少患者的疼痛和便血。

33 混合痔大,术后 7 天疼痛怎么办?

疼痛是混合痔术后的常见并发症之一。因为做手术就会有伤口,有伤口就会疼痛,再加上我们每天要排便,排便刺激伤口也会出现疼痛。加之肛门周围的括约肌是环形的,肛门括约肌一收缩,肯定要刺激伤口出现疼痛,所以说疼痛问题很常见。

预防或者减轻疼痛的建议如下。

第一,手术方式的选择。建议大家选择经典的外剥内扎术,这个手术运用了一百余年而不衰,且手术伤口也不大。

第二,在外剥内扎的基础上,手术中可以加一些长效的麻醉药,如亚甲蓝稀释液,在伤口基底处注射,可以减轻术后疼痛。

第三,可以口服一些止痛药,如双氯芬酸钠缓释胶囊、芬必得等一类的解热镇痛药。

第四,如果口服药止痛药效果不好,可以静脉输液,输入一些止痛药,如丙帕他莫、氟比洛芬酯等。

第五,用中药熏洗,一方面是中药清热解毒、止痛的作用,另一方面再加上温热作用,可以减轻术后疼痛。

第六,用一些软化大便、润肠的药物,保证便软,也可以减轻疼痛。

第七,有时候收缩一下肛门就会出现疼痛,此时尽量转移注意力。从心理上知道疼痛避免不了时,不要过度紧张,转移注意力也可以减轻疼痛。

最后作为一名医生,建议早检查、早治疗。治疗痔疮,一个伤口比三个

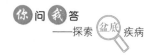
伤口的疼痛要轻一些,所以要尽早治疗,不要拖延病情。

34 痔疮术后复发的原因是什么?

(1)如果做完手术,愈后效果不错,但是平时又不注意,继续吃辣、喝酒,有的还有一些工作原因,如久坐久站。另外,患有慢性病,如便秘,或是坐便、蹲便时间过长,动不动二三十分钟,甚至 1 个小时,再有女性患者需要妊娠分娩,不管顺产还是剖腹产,都会诱发新的痔疮。

(2)人体的肛门呈圆形环状,它就像家里的钟表一样。我们可以把肛门的一圈分为 12 个点位,自己的前正中是 12 点,自己的后正中尾骨方向是 6 点,自己的左正中是 3 点,右正中是 9 点,其中 3 点、7 点、11 点因为血供比较好,这 3 个点位容易长痔疮,我们称之为母痔区。母痔区长出来的痔,我们称母痔,其他的 9 个点叫子痔区,当然长出来的痔叫子痔,从母痔和子痔的名字上可以理解,一般母痔长的要大一些,子痔要小一些,这是一般的规律。

一般母痔区的母痔都要切除掉的。另外 9 个点位如果有子痔,也要处理,当然处理的前提是医生的判断,如果切了以后一般不会发生肛门狭窄,医生就会尽可能地切除,切的越多越彻底,患者也觉得肛门部光滑,没有肛门肿物脱出,但是如果切了以后患者有可能会发生肛门狭窄,这个时候就会选择保留部分痔疮。

35 肛瘘术后 21 天肉芽快速生长应注意什么?

肛瘘的术后伤口愈合也分为四期,即凝血期、炎症期、修复期、成熟期。

术后 21 天属于修复期,这个时期主要表现为组织的增生和肉芽的填充。所以说,术后 21 天觉得肉芽生长得很快是正常的。但此时要注意,一定要定期找医生换药复查,医生换药时会消毒伤口,检查伤口的愈合情况,还会在伤口的表面覆盖凡士林油纱条,或者是一些紫草油纱条等,保证伤口从基底向上逐渐生长,以防止伤口出现桥型假愈合。另外,还要保证足够的营养摄入,如蛋类、肉类、奶制品等。

36 行低位单纯性肛瘘术后大便时会痛吗?

低位肛瘘意味着伤口比较表浅,单纯性肛瘘意味着一般只有一个伤口,所以这种表浅的伤口较小,术后一般是不痛的。

那什么时候有可能会痛呢? 只能是说有可能,一般是没有疼痛的。如果大便特别干硬的时候,因为伤口在肛管皮肤上,过硬的大便会使肛管过于努挣,刺激伤口,可能会出现一些疼痛。另外,就是换药的时候,碘伏或是药物的刺激,伤口可能会出现疼痛。

但是根据笔者的临床经验,一般低位单纯性肛瘘术后,不管是换药还是术后的伤口,疼痛都是非常轻微甚至无痛的。

37 肛瘘术后瘢痕硬、痒,怎么办?

建议先找肛肠科医生检查一下,排除伤口的问题,如假愈合或复发等。如果没有这些问题,只是瘢痕比较硬,建议不用处理,随着时间的延长,色素会逐渐沉着,瘢痕也会逐渐软化,变得不那么明显,有时仔细看才能看出来,不用特殊处理。

38 肛周脓肿切开术后,多久可以做肛瘘手术?

肛周脓肿溃破后或者是切开排脓后,大多数会形成肛瘘,典型的肛瘘包括内口、瘘管、外口,绝大多数都是肛周脓肿的后遗症。

如果形成肛瘘,就应该尽早手术,而且越早越好。因为肛瘘一旦确诊,用药及其他方法都不能治愈,唯一治愈的方法就是手术治疗:一是要探查瘘管的走向和数量;二是要准确定位内口、处理内口,这是治愈肛瘘的关键。

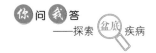

39　肛瘘术后怎么做更有利于愈合？

肛瘘术后伤口的愈合需要依靠以下几点：一是伤口引流通畅；二是用药；三是坚持换药；四是营养支持，适当补充一些动物蛋白或是植物蛋白即可，没有必要买这样或那样的营养品，好好吃饭就可以了。

40　痔疮术后1年手纸带血是什么情况？

痔疮伤口长好以后是瘢痕，瘢痕的弹性比皮肤的弹性差，就是说在排便过程中，肛管扩张的时候，有可能撕裂瘢痕，出现少量的便血；第二是吃辣椒、喝酒会引起直肠齿线上黏膜充血，大便的时候挤压可能会出现少量的便血。

那么遇到这种情况怎么办呢？

可以观察一下，3天后如果没有出血，不用管它；如果还有便血，可以肛塞痔疮膏、痔疮栓，3天后基本就没有血了。另外，我们平时能做的还有保持大便软，不要久蹲、久坐排便，而且要少喝酒、少吃辣椒。

41　肛周脓肿术后会形成肛瘘吗？

肛周脓肿手术包括根治术和切开引流术两种。

所谓的根治术是医生在手术中要寻找到内口，内口就是感染的肛腺，或者是可疑的内口。做根治术之后，大多数患者会痊愈。只有个别的、少数的患者术中没有发现明确的内口，这种情况后期就有可能形成肛瘘。所以说，根治术后极少数会形成肛瘘。

切开引流术后，因为其并没有寻找内口和处理内口，只是排脓，只是缓解了肛周脓肿引起的疼痛，所以说切开引流术后，大多数会形成肛瘘。

42 肛周脓肿术后伤口出现的针眼样小洞怎么处理？

肛周脓肿术后，当伤口出现针眼样小洞的时候，要及时找主管医生复查，主管医生一般会做进一步的检查，如肛门指诊、探针检查等。

不锈钢材质的探针有一定的硬度，可从针眼样小洞探入，判断有没有脓腔或窦道。如果有窦道，或者是比较大的腔，一定要及时将伤口扩大，处理伤口，这样才会痊愈。如果探查时针眼很浅，1～2mm 深，可以稍微扩大一点，每天用碘伏消毒就可以了。

43 肛周脓肿术后伤口反复愈合、破溃是怎么回事儿？

临床上这种病情反复的病例不多，但确实有。笔者的观点是三分手术，六分换药，还有一分靠运气。

三分手术：换句话说，就是手术固然比较重要，尽量寻找内口，处理内口，高位的挂线，低位的直接打开。

六分换药：是说在手术以后，换药非常非常重要。脓肿的伤口相对痔疮的伤口要大、要深一些，这个时候换药的重要性就显得非常重要，当然，换药的事要交给医生。

还有一分靠运气：是说医生的用心程度，但即使医生很认真负责，但还是有可能出现桥型假痊愈或者复发的。

虽然说我们做不到天天换药，但是还是要定期地找医生换药复查，这样的话，就可以把伤口出现的问题及时发现、及时处理掉了。

44 痔疮术后的小肉肉是什么呢？

混合痔术后一个月的伤口应该是愈合了的，这个时候发现肛门外面有软软的小肉肉，一般是伤口与伤口之间正常的皮肤，称为皮桥，医生在处理环状混合痔的时候，一般会保留足够的皮桥，来保证肛管有扩张、收缩功能，因为肛管在排便的时候，肛管直径要达到 3cm，大便才能排出来，不会出现

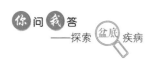

狭窄,这就是皮桥的重要性。

所以,手术中一般会保留足够的皮桥,但是容易给患者造成误解就是痔疮没切干净。

45 每天换2次药,会加快伤口愈合吗?

每天换2次药,不会加快伤口愈合,但对伤口有好处。

肛周脓肿和肛瘘的伤口又深又大,分泌物比较多。临床上会发现很多患者在换药后2小时左右,或者3~4小时,纱布就会被分泌物浸透潮湿,患者会很不舒服。一般可以让患者自行把纱布拆掉,换个干净的小毛巾垫上即可。

肛周脓肿、肛瘘等深大伤口早期换药的时候,一般要用生理盐水冲洗,冲洗也会加速纱布的渗透、潮湿。中午或者下午又排便了,建议晚上再换一次药。也就是每天换2次药。

勤换药的好处有什么呢? 第一是换药的时候可以消毒伤口;第二可以保持伤口的干燥、卫生;第三是可以让患者舒服一些。

46 肛肠疾病术后患者如何在家进行换药呢?

第一步,用棉签蘸碘伏在伤口的远端朝着伤口里面进行消毒。伤口一般为3~4cm。我们一般只能看到外面的三分之二,还有三分之一在里面,我们也要将里面进行消毒。

第二步,在痔疮栓栓头挤少许肛泰软膏,再将栓子塞进肛门约2cm,肛泰软膏接接头挤入肛内少许。

第三步,将上皮生长因子喷到伤口处,伤口处外敷凡士林油纱条或干纱布条,再覆盖医用纱布,最后用医用胶带粘住就可以了。

注意:首次换药应在医生指导下进行。

第二章 改掉坏习惯

1 排大便时看手机会对人体有什么影响?

智能手机已经深入到我们生活中的每个细节,很多人喜欢上厕所的时候看手机,这是一个不好的习惯。

众所周知,排便的时候,整个盆腔的肛提肌,包括外括约肌会松弛、直肠肌会收缩,从而利于大便的排出。看手机时,时间会过得非常快,从而导致久坐或久蹲。如果久坐或者久蹲的话,会造成盆底肌肉的长期拉伸或者撕裂,可能出现脱垂性疾病,如直肠黏膜内脱垂、直肠脱垂、痔疮,还有会阴下降综合征,即整个盆底的下降。

另外,如果是久蹲的话,会压迫下肢血液循环,造成循环不畅,起身的时候出现腿麻、脚麻,也可能出现头晕、一过性低血压。久坐久蹲的话,长期与坐便器接触,难免会感染一些细菌,增加肛周、盆腔、会阴部感染的机会。

2 强忍排便感可以引起便秘吗?

答案是可以。如果经常强忍,会引起便秘。

为什么呢? 多数人都有过强忍排便感的经历。比如开会时、开车时等。当人体有排便感时,如果不能及时如厕,会有意识地收缩肛门外括约肌,制止大便排出,经过几分钟后,大便可返回乙状结肠或降结肠,而排便感会暂时消失。如果经常强忍,不去排便,可使排便感减弱,从而引起便秘。

因此,建议大家要适时排便。换句话说,想排便,就要尽快去排。

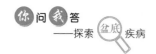

3 为什么排便要速战速决呢？

排便的时间一般要控制在 3 分钟以内,不要超过 5 分钟,更不要超过 10 分钟。当我们有便意的时候就要去上厕所,到厕所后可以选择坐便或者蹲便,然后肛管下移扩张,大便排出。这就是所谓的速决战,一气呵成,行云流水。

当出现便秘的时候,我们会有东西堵住的感觉,排不出来,或者便意减弱。这个时候我们选择久坐或者久蹲,再加上有时候会看手机、看书,这就是所谓的持久战。

为什么建议大家打速决战而不要打持久战呢？

因为在排便的过程中,肛管下移,肛管附近的静脉丛就会扩张、屈曲,久坐或者久蹲会诱发和加重痔疮、直肠脱垂等疾病,所以说排便要速战速决。

4 吸烟会引起痔疮吗？

2020 年流行病学调查显示,我国的吸烟人数占比为 27%。换句话说,每 4 个人中就有 1 个人吸烟,男性的吸烟比例更是达到了 50% 以上,这也就意味着每 2 位男性中就有 1 位吸烟。

众所周知,吸烟是高血压、心绞痛、心肌梗死等疾病的高危因素,那么吸烟会引起痔疮吗？ 吸烟并不会直接引起痔疮,而是会间接引起。

第一,在吸烟过程中,吸入人体的烟雾会刺激咽喉部及支气管的黏膜,导致咽炎、支气管炎等疾病,引起长期慢性咳嗽,而长期慢性咳嗽会增加腹压,导致痔疮脱出。

第二,中医学认为,肺与大肠相表里,肛门部是大肠的末端(出口)。吸烟时烟雾进入肺,肺为娇脏,肺脏受损,会引起相表里的大肠包括肛肠部位的一些疾病,如便秘、痔疮脱出等。这也就是我们所说的吸烟可以间接引起痔疮的机理。

另外,在临床上,一些患者做完(肛门部)手术后,感到不舒服想要抽烟,抽烟时可能引起咳嗽,咳嗽时腹压增加,又会刺激肛门部的伤口,出现疼痛症状,增加患者的不适感。

5　吃辣椒会引起痔疮吗?

众所周知,川菜、湘菜以辣著称,很多人都喜欢吃,那么吃辣椒会不会引起痔疮呢?

吃辣椒容易引起痔疮。因为辣椒里面含有辣椒素,辣椒素与人体的黏膜有亲和力,但是人体又不能吸收,需要将摄入的辣椒素排出体外。辣椒素经过口腔黏膜时候,会导致口腔黏膜的充血,引起火辣辣的烧灼感,也会导致鼻腔黏膜分泌物增多;辣椒素经过肛门排出体外的时候,会刺激直肠下段黏膜和肛管皮肤的充血肿胀。

痔疮是直肠黏膜下静脉丛和肛管皮肤下静脉扩张屈曲形成的柔软的静脉团块。也就是说,长期吃辣椒会导致肛肠部位的黏膜长期受到刺激,容易诱发痔疮。

强调一点,吃辣椒容易引起痔疮,但并不是说100%会引起痔疮。门诊上有些患者会说,自己一吃辣椒就便血,但也有患者说,自己天天吃辣椒也没事儿,吃辣椒引起痔疮也是因人而异的。

6　饮酒过多会引发痔疮吗?

答案是会的。

酒是水谷之精华,味辛辣,饮酒过多后会内生湿热,湿性趋下,夹热容易下注肛周,引发痔疮。另外,酒中含有的酒精也会刺激直肠黏膜,使黏膜充血、肿胀,诱发痔疮或是加重痔疮的症状。

门诊上经常有患者说自己就不能喝酒,一喝酒就便血,有时候大便里面带血,有时候滴血,甚至喷血,所以说,饮酒过多会引发痔疮或是加重痔疮的症状。

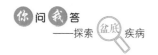

7 日常生活中应如何预防痔疮?

痔疮虽然是多发病,常见病,但仍然是可预防的疾病。

第一,饮食要注意。经研究表明,辣椒中的辣椒素会引起直肠黏膜非正常充血,经常刺激,会引发痔等疾病。所以,要不吃或少吃辣椒。多饮水,多吃蔬菜、瓜果、粗纤维食物,以预防大便干结,因为经常性的便秘会引发或加重痔疮。

第二,不要久坐、久站。久坐、久站会使盆底部组织充血、肿胀、血液运行不畅,从而使静脉曲张,形成痔。

第三,温水坐浴,保持肛门部清洁。不用多,每日 1 次。可改善肛周血运,预防痔、肛周脓肿等疾病。但要是温水,预防不需要加中药等药物。

第四,保持良好的排便习惯。定时、适时排便很重要,尽量减少忍便次数,减少腹泻。

第五,提肛锻炼。每天早、晚可各做一组提肛运动,每组 20 次。吸气时提肛,呼气时放松。平时工作忙,需久坐,无法起身活动者,也可一试。另外,也可以不拘泥于几组几次,提肛次数多多益善!

此部分内容也适用于痔疮术后痊愈患者的生活调理。

8 喜食辣椒者如何预防痔疮?

第一,减少吃辣椒的次数。痔疮的发病率的为 56.1%,换句话说,十个人里面有五个或者六个人患有痔疮。尽量减少吃辣椒的次数,可减少辣椒素对直肠黏膜的刺激,从而减少痔疮发生的可能性。

第二,温热水坐浴。熏洗肛门处数秒至几分钟即可,保持肛门部的清洁干爽。

第三,尽量不要拉肚子。平时的饮食要注意一些,不要吃寒凉的食物,也不要吃剩饭剩菜。如果脾胃虚弱,食用寒凉食物后引起腹泻,会加重痔疮的症状。

第四,保持大便便软通畅,避免努挣,因大便努挣会加重痔疮。

9　久坐的人如何预防痔疮？

第一，做提肛运动，也就是收缩、放松肛门，有条件的可以配合呼吸，吸气时收缩，呼气时放松，这样一收缩一放松，一呼一吸，算一次提肛运动。提肛运动没有时间、场合的限制，只要有时间就可以做提肛运动，忙里偷闲，做做提肛运动，通过收缩肛提肌和外括约肌，能够使久坐引起的盆腔充血慢慢舒缓过来，改善局部的静脉淋巴回流，预防痔疮，或者减轻痔疮的充血继而减轻症状。

第二，少吃辣椒，辣椒素目前是公认的引起痔疮的一个诱因。

第三，多吃水果、蔬菜，多喝水，保持便软通畅。

第四，用温水坐浴，用温水熏洗肛门部数秒钟即可，时间不需太长，另外水温不要太高，以防烫伤，也不要太凉，温热即可。温水坐浴有利于改善局部的静脉充血，减轻和减少痔疮的发作。

10　过大年，也要防痔疮？

每逢春节过后，肛肠科门诊患者都会明显增多。其实，在春节期间，只要我们注意休息和饮食，就能预防痔疮。

（1）休息好，勿劳累。春节前，人们常常为了过个干干净净的春节，擦窗户、拖地、洗衣被、备年货，连日紧张忙碌；春节期间，又忙于走亲访友、聚会狂欢、长途旅行、熬夜，睡眠不足，身心疲惫，容易出现假日疲劳综合征，使人体的抵抗力下降，肛门处肛腺变得脆弱，易感染，稍有不慎，就会出现肛门肿痛。

（2）饮食均衡，保持大便通畅。过年里处处皆大欢喜，自然少不了美食佳肴、大鱼大肉、煎炸及熏烤食品，这时总会有人忘了节制。节日里，我们要粗细搭配，合理分配三餐，适当多进食一些绿色蔬菜、水果、粗粮，多饮水，保持大便通畅，避免努挣，减少大便干燥引起的便血、肛门疼痛。长期便秘或忍便，久蹲厕所，大便阻塞，易致静脉丛瘀血扩张为痔。

（3）适当运动，勿久坐。节日里注意饮食均衡，同时要保持"吃动平衡"。通宵打麻将、玩扑克等久坐后，或长时间守在电视机前，使得肛周血运不畅，会使痔静脉扩张、充血，引起或加重痔疮。建议每坐1小时左右，就应

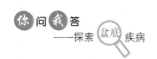

起立适当活动,勿久坐。生活中可选择绿色出行方式,如散步、慢跑、骑单车等。运动时间宜在 30 分钟以上。运动要注意循序渐进,寻找适合自己的运动方式。需要提醒的是,冬季寒冷,室外活动不要时间过久,以免感冒生病。

(4)饮酒有度,少食辛辣。中医学认为过量饮酒和嗜食辛辣之品后,人体会产生湿热,湿性趋下,夹热下注肛周,热迫血行,血溢脉外,会出现便血,引发痔疮。西医学认为,过量饮酒会损伤肠黏膜,使黏膜充血,引发痔疮。辣椒中的"辣椒素",不会被人体消化道吸收,而是直接排出体外。因此,在进食辣椒后,肛门部会受到辣椒素的刺激,引起肛管及直肠黏膜充血、肿胀,痔静脉瘀血扩张,肛垫肥大下移成痔。除辣椒外,胡椒、芥末等具有刺激性气味的香料,也要少添加。

11 痔疮、湿疹等患者应做到哪 8 个"不要"?

第一,不要吃辣。麻辣食品中含辣椒素,会使直肠黏膜及肛管皮肤充血、肿胀,加重痔疮充血,便血、甚至疼痛。

第二,不要便秘。在日常生活中要注意饮食均衡,适当锻炼,保持排便通畅。便秘会摩擦直肠处内痔黏膜,加重便血和脱出症状。

第三,不要吃得过饱。进食过饱、腹胀在一定程度上会增加腹压,加重脱出症状。

第四,不要饮酒。少量饮酒利于健康。大量饮酒伤身,使人体内产生湿热,静脉曲张、扩张,加重痔的症状。

第五,不要久坐。久坐会使盆腔血运不畅,局部充血肿胀,诱发和加重症状。如因工作或某种原因必须久坐,可做提肛运动,改善局部血流。

第六,不要穿过紧束腰的衣物。过紧束腰的衣物在一定程度上会影响大肠蠕动,影响排便,加重痔疮。

第七,不要不好意思,耽误治疗。有些患者因肛门疾病位置特殊,不好意思就诊,因没有及时治疗,从而导致病情加重。

第八,尽量不要拉肚子。如果平时脾胃虚寒,饮食要吃热食,尽量清淡易消化,不要吃凉菜,也不要吃不好消化的食物,更不要吃烧烤。因为一旦出现拉肚子,就可能会加重和诱发痔疮、湿疹、肛瘘、肛裂、脓肿的症状。

参 考 文 献

［1］王建六,廖利民,任东林.盆底医学［M］.北京:北京大学医学出版
社,2021.

［2］乐杰.妇产科学［M］.北京:人民卫生出版社,2008.

［3］宋顺心,邵万金.美国结直肠外科医师学会肛周脓肿、肛瘘和直肠阴道瘘
临床诊治指南［J］.中华胃肠外科杂志,2017,20(12):1437 –1439.

［4］TETTAMBEL M A.Using integrative therapies to treat women with
chronic pelvic pain［J］.J Am Osteopath Assoc,2007,107(10 suppl
6):17 –20.

［5］MARA M,FUCIKOVA Z,KUZEL D,et al.Laparoscopy in chronic pelvic
pain –a retrospective clinical study［J］.Ceska Gynekol,2002,67(1):38.

［6］陈百成,张静.慢性盆腔疼痛［M］.北京:人民卫生出版社,1999.

后 记

　　读到这儿，不知您心中对盆底疾病知识的那个疑团解开了没有。写这本书的初衷，就是希望能够为读者获取盆底疾病的预防和诊治知识提供帮助！

　　回顾这段漫长而又充满挑战的 3 年创作历程，犹如一场艰苦卓绝的跋涉。从最初的选题策划，到资料的收集整理，再到逐字逐句地斟酌打磨，每一个环节都凝聚着心血与汗水，力求为读者呈现一部内容丰富、通俗易懂、简单实用的盆底疾病科普书。如果通过本书能够解开您对盆底疾病的疑惑和不解，我们将倍感欣慰。如果没有解开，您可以通过出版社与我们联系，相信会得到满意的答案！

　　这里要特别感谢山西省科学技术协会的立项资助，感谢山西中医药大学的大力支持，感谢西安交通大学出版社的出版配合，感谢每一位编委会成员的认真撰写，感谢为关心和支持本书出版的每一位朋友！

　　同时，也要感谢您的信任与阅读。我们深知，书不仅仅是一摞纸张和文字的组合，更是编委与您之间心灵交流的桥梁。没有您的支持和鼓励，这本书会变得没有价值。

　　我们衷心地希望，这本书能够在盆底医学知识的海洋中泛起一朵小小的浪花，为推动盆底疾病知识的普及贡献一份微薄之力！

编委会
2024 年 10 月 20 日